《国医绝学百日通》

便秘的食疗与经穴疗法

李玉波　翟志光　袁香桃◎主编

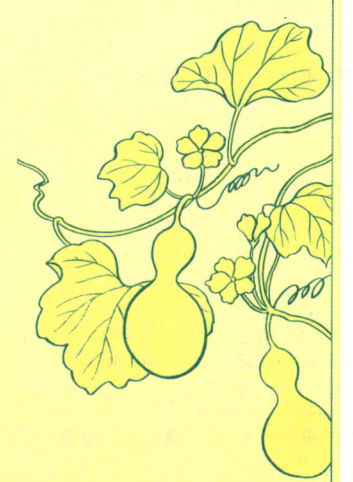

中国科学技术出版社
·北京·

图书在版编目(CIP)数据

便秘的食疗与经穴疗法 / 李玉波, 翟志光, 袁香桃主编. -- 北京：中国科学技术出版社, 2025.2
(国医绝学百日通)
ISBN 978-7-5236-0766-4

Ⅰ.①便… Ⅱ.①李…②翟…③袁… Ⅲ.①便秘—食物疗法②便秘—针灸疗法 Ⅳ.①R247.1 ②R246.174.62

中国国家版本馆CIP数据核字(2024)第098702号

策划编辑	符晓静　李洁　卢紫晔
责任编辑	曹小雅　王晓平
封面设计	博悦文化
正文设计	博悦文化
责任校对	吕传新
责任印制	李晓霖

出　　版	中国科学技术出版社
发　　行	中国科学技术出版社有限公司
地　　址	北京市海淀区中关村南大街 16 号
邮　　编	100081
发行电话	010-62173865
传　　真	010-62173081
网　　址	http://www.cspbooks.com.cn

开　　本	787毫米×1092毫米　1/32
字　　数	4100千字
印　　张	123
版　　次	2025 年 2 月第 1 版
印　　次	2025 年 2 月第 1 次印刷
印　　刷	小森印刷（天津）有限公司
书　　号	ISBN 978-7-5236-0766-4 / R・3282
定　　价	615.00元（全41册）

（凡购买本社图书，如有缺页、倒页、脱页者，本社销售中心负责调换）

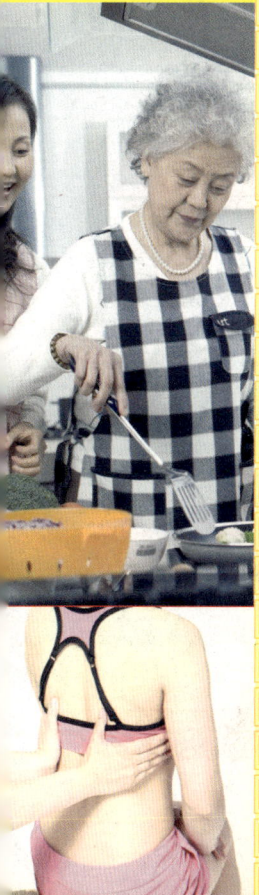

《目录》

第一章 关于便秘，你了解多少

第一节　细数便秘十宗罪 2
第二节　膳食纤维——防治便秘的超级营养 ...3
第三节　保持大便畅通三要点 5
第四节　测一测：你的身体有毒素吗 6

第二章 专家建议多吃的食物

糙米 8	油菜 21
燕麦 9	菠菜 22
玉米 10	土豆 23
荞麦 11	红薯 24
绿豆 12	芝麻 25
黑木耳 13	核桃 26
银耳 14	松子 27
海带 15	葵花子 28
竹笋 16	香蕉 29
萝卜 17	苹果 30
芹菜 18	蜂蜜 31
韭菜 19	橄榄油 32
白菜 20	

第三章 国医推荐的汉方草本方案

第一节　常用中药 ...34

大黄 34	柏子仁 39
番泻叶 35	当归 40
火麻仁 36	决明子 41
芦荟 37	生地黄 42
巴豆 38	何首乌 43
	牵牛子 44

| 1

第二节　民间便方...45
决明子茶..................45
黑木耳芝麻饮..........45
黑芝麻人参饮..........45
生大黄饮..................45
柏仁蜜茶..................45
番泻叶决明饮..........46
阿胶葱白蜜饮..........46
黄豆皮饮..................46

菊槐茶......................46
麦冬饮......................46
四仁通便茶..............46
苦瓜绿茶..................46
首乌蜂蜜茶..............47
芝麻杏仁饮..............47
菊花甜酒..................47
桃仁米酒..................47
麻仁茴香葱白饮......47

韭菜白酒饮..............47
李干蜜酒..................48
蜂蜜盐水饮..............48
鱼腥草蒸猪大肠......48
黄芪苏麻粥..............48
番泻叶蜂蜜茶..........48
决明苁蓉饮..............48
芝麻杏仁糊..............48

第四章
专家推荐的22道高纤维家常菜

西芹炒百合..............50
芹菜炒熏干..............50
西芹炒杏仁..............51
芹菜炒土豆..............51
核桃仁炒韭段..........52
清炒苦瓜..................52
西红柿木耳炒山药...53
白果炒木耳..............53

蚝油素什锦..............54
黑木耳炒海带..........54
核桃银耳汤..............55
三色小炒..................55
魔芋炒西蓝花..........56
奶油银耳炒西蓝花...56
田园时蔬..................57
西红柿香芹..............57

炒素三丝..................58
清水白菜..................58
胡萝卜木耳炒白菜...59
银耳炒菠菜..............59
黑木耳炒苦瓜..........60
翡翠莲藕..................60

第五章
专家推荐的运动方案

第一节　改善便秘的瑜伽操..62
第二节　小动作自愈操..70

第六章
一用就灵的经穴疗法

按摩、刮痧、拔罐的禁忌..71
第一节　推拿按摩..72
第二节　刮痧疗法..89
第三节　拔罐疗法..91

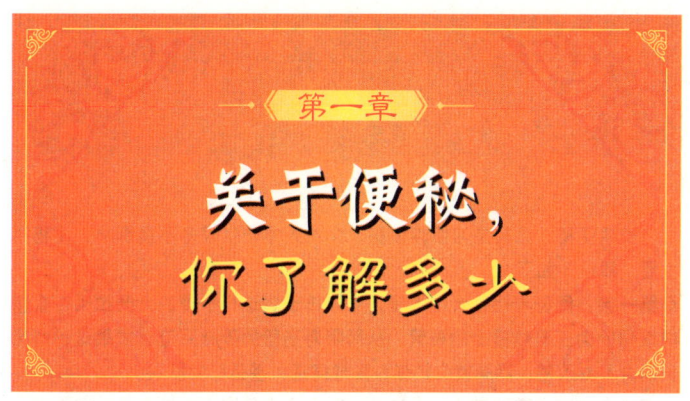

第一章 关于便秘，你了解多少

便秘产生的原因主要有以下四个。

□饮食不当

◎平时摄取的食物过于精细，膳食纤维摄取不足。
◎进食量过少。这会导致进入肠道的食物残渣减少，对结肠壁产生的刺激较弱，肠蠕动减少，从而引起大便不畅。
◎食用过多的辛辣食品。这会造成胃肠积热，肠道干燥、缺水，导致便秘。
◎饮水量不足。摄取的水分不足，就不能使大肠润滑，因此就容易引起便秘。
◎饮食不规律、嗜酒等不良习惯也会导致便秘。

□疲劳

疲劳会扰乱人体正常的生理状况，抑制排便反射，从而导致便秘。

□心理因素

研究显示，长期紧张不安、焦虑、恐惧的情绪，会通过神经系统影响胃肠道的运动和分泌功能，从而引起胃肠动力性疾病和功能紊乱，导致大便秘结。

□内分泌失调

内分泌失调会抑制大肠蠕动，进而引起便秘。

第一节 细数便秘十宗罪

长期便秘，尤其是习惯性便秘，会对人体产生很多不良影响。便秘的主要"罪过"如下。

◎**第一宗**：便秘者往往大便干硬，难以排出。这样干硬的大便如果在直肠内堆积就会压迫肠壁上的血管，从而阻碍肠壁的静脉回流。如果这种情况长期得不到改善，静脉就会扩张，形成痔疮，甚至引发肛裂。

◎**第二宗**：粪便在肠道中积存过久，就会产生危害人体健康的有害物质，增加患大肠息肉的风险。

◎**第三宗**：便秘者，尤其是习惯性便秘者，由于粪便在体内聚集时间过长，导致体内毒素无法顺利排出，因此常常会导致口臭、体臭。

◎**第四宗**：研究显示，很大一部分睡眠状况不佳者是由胃肠不适引起的，而便秘也是罪魁祸首之一。它会使人烦躁不安、心神不宁、难以入睡。

◎**第五宗**：长时间便秘会使毒素在体内沉积。沉积的毒素则会导致大肠水肿，阻碍下半身血液循环，造成腹部肥胖。

◎**第六宗**：粪便如果不能及时排出，在肠道中滞留过久，就会异常发酵，从而产生大量对人体有害的毒素。这些毒素会随着血液循环到达皮肤表面，使皮肤出现干燥、粗糙、皱纹横生等问题，导致肌肤衰老。

◎**第七宗**：便秘患者在排便时往往会十分用力，这时腹部压力就会增大，从而导致血压骤升而引发高血压。

◎**第八宗**：粪便在体内停留时间越长，有害物质被肠道吸收的就越多。当人体内的毒素达到一定程度时，就会引起头痛、头晕、疲劳乏力、腹痛、疝气等症状，并影响食欲。

◎**第九宗**：便秘引发的毒素聚集还会诱发心脑血管疾病，对心脏病、脑血管病患者尤其有害。

◎**第十宗**：长期便秘者肠道中会产生致癌物质，会引发各种癌症，如直肠癌、乳腺癌等。

第二节 膳食纤维
——防治便秘的超级营养

膳食纤维是一种不易被消化的营养素,可分为两个基本类型:水溶性纤维与非水溶性纤维。纤维素、半纤维素和木质素是3种常见的非水溶性纤维,果胶和树胶等属于水溶性纤维。膳食纤维中起到预防并改善便秘作用的主要是非水溶性纤维。

 膳食纤维防治便秘的原理

☐ 促进肠道蠕动

非水溶性纤维是食物被消化吸收后剩余的残渣,同时也是形成粪便的主要成分。因此,只有摄取足量的非水溶性纤维,才能保证肠道中的粪便量达到一定体积。非水溶性纤维吸收水分后会发生膨胀,刺激肠壁产生肠蠕动而排便。

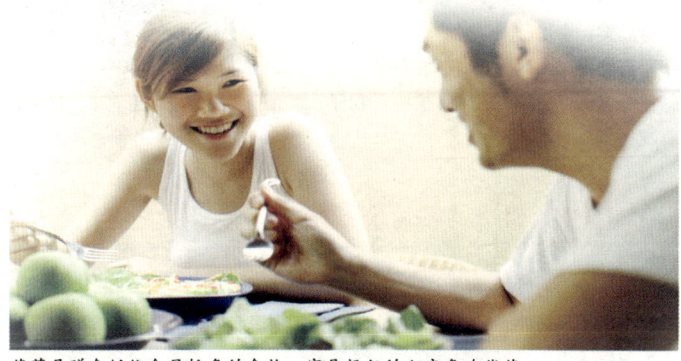

蔬菜是膳食纤维含量较多的食物,容易便秘的人应多吃些蔬菜,以获取足量的膳食纤维

□ 刺激肠道产生黏液，避免肠道干燥

非水溶性纤维还可刺激大肠分泌黏液，保持肠道滑润，有助于粪便通过，同时又保护肠黏膜不受损伤。因此，适量摄取富含非水溶性纤维的食物，就能增加大肠内的黏液分泌，避免因肠道过干而引发便秘。

□ 与肠道中的有害物质结合，帮助人体排出毒素

非水溶性纤维可吸收大肠内的致癌物质、胆固醇及其他有害物质，减少这些物质对肠黏膜的刺激和接触时间，促使粪便通畅地排出体外，从而降低肠癌、痔疮、肛裂等疾病的发病率。

膳食纤维的食物来源

膳食纤维含量丰富的食物主要有以下几类。

◎ **五谷类**：玉米、糙米、燕麦、荞麦等。
◎ **豆类**：黄豆、绿豆、红小豆、黑豆等。
◎ **薯类**：土豆、红薯等。
◎ **蔬菜类**：竹笋、萝卜、芹菜、韭菜、大白菜、菠菜、油菜、茄子、卷心菜、豆芽等。
◎ **水果类**：苹果、香蕉、柑橘、西瓜、梨等。
◎ **海藻类**：海带、紫菜等。
◎ **菌菇类**：黑木耳、银耳、香菇等。
◎ **干果类**：花生、芝麻、核桃、松子、葵花子等。

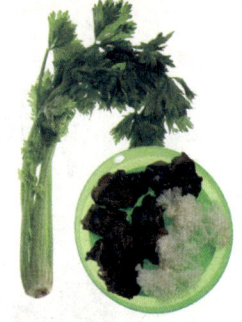

芹菜、黑木耳、银耳等食材都是膳食纤维理想的食物来源

哪些人群更需要膳食纤维

◎ 大便干燥、习惯性便秘、腹胀、肥胖者。
◎ 高血压、高血脂、动脉硬化等心脑血管疾病患者。
◎ 糖尿病患者，特别是餐后血糖不稳定者。
◎ 肤色暗沉、受色斑及青春痘困扰者。

第三节 保持大便畅通三要点

人体一旦发生便秘，体内代谢产生的废弃物就无法正常排出体外。这些废弃物在人体内长期大量囤积，机体的各项功能就会发生紊乱，导致周身不适，甚至生病。若想保持大便通畅，应注意以下3个保健原则。

◎**养成规律排便的习惯**：最好在每天早饭之后的固定时间排便，因为这时是胃黏膜感受刺激最强烈的时刻，人也容易产生便意。因此，每天早饭后是排便的最佳时机。

◎**不可强忍大便**：当人体出现便意时，一定要及时排便，切不可强忍、抑制便意，这样才能及时将体内的食物残渣排泄出去。如果经常抑制便意，就会导致粪便在人体内囤积，从而导致便秘。

◎**合理饮食**：合理的饮食可有效预防并改善便秘。易便秘者饮食应清淡，少吃辛辣刺激性食物，多吃富含膳食纤维的食物。另外，每天还要多喝水，以滋润肠道，防止因肠道干燥而引起便秘。

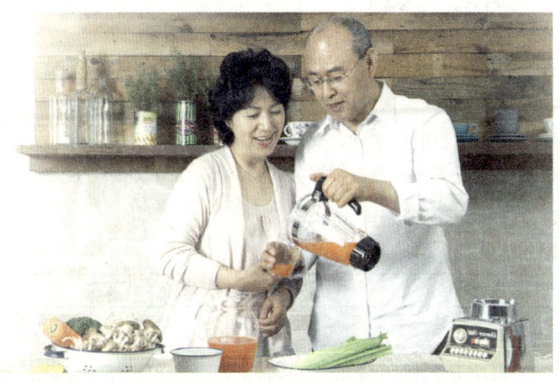

老年人更容易产生便秘，因此有习惯性便秘的老年人要多喝水，尤其是蔬果汁，不但能补水，还能提供丰富的营养，增加肠道活力，从而预防便秘

第四节　测一测：你的身体有毒素吗

在正常情况下，人体有一套非常完备的排毒系统，其主要通道就是肠道。机体在正常生理状态下，可以将体内的大多数毒素通过肠道排出。当排毒机能出现问题时，体内的毒素就会囤积下来，越来越多。人体就会发出各种信号，如精神不振、疲劳、头痛、口臭、体臭、腹胀、皮肤粗糙、腹部肥胖等。如果想知道自己体内的毒素是否过多，不妨做做下面这个测试。

1. 睡眠质量差，经常做梦或很容易惊醒。（　） A.是　B.否
2. 精神压力大，经常感觉焦虑不安。（　） A.是　B.否
3. 肤色暗沉，没有光泽，黄气重。（　） A.是　B.否
4. 痤疮、青春痘久发不愈。（　） A.是　B.否
5. 用双手轻轻摸面颊的最外圈，感觉粗糙或有小疙瘩。（　） A.是　B.否
6. 眼部水肿，有黑眼圈。（　） A.是　B.否
7. 口气比较重。（　） A.是　B.否
8. 食欲不振，消化不良，腹胀。（　） A.是　B.否
9. 排便不规律，经常出现便秘的情况。（　） A.是　B.否
10. 腹部、下肢肥胖水肿，双腿容易疲乏酸痛。（　） A.是　B.否
11. 全身疲乏无力，没有精神。（　） A.是　B.否

评定标准：选A得1分；选B得0分。
评分结果：

得分	建议
1~3分	体内毒素不多，身体还算正常，但平时应注意调整作息，并采取一些简单的排毒法。
4~6分	体内的毒素囤积较多，马上就会影响健康，应尽快开始调理。
6分以上	体内毒素囤积过多，已经敲响警钟了，应马上采取排毒措施。

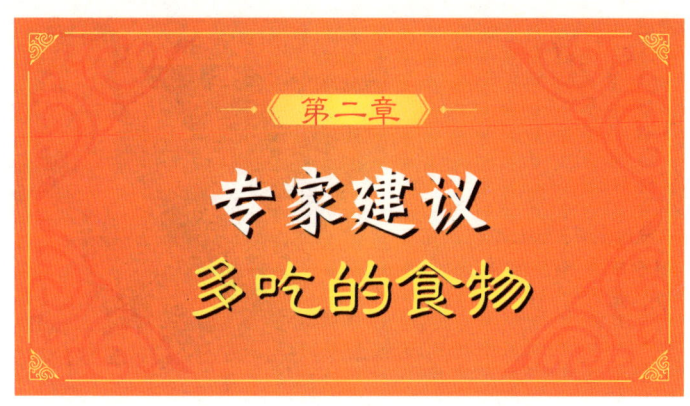

第二章

专家建议多吃的食物

便秘不利于人体健康，需要在饮食上多加注意，适当调整。容易便秘的人群，尤其是习惯性便秘者，应避开下面的饮食禁忌。

□ 只吃柔软且易消化的食物

经常食用柔软且容易消化的食物，会增加患便秘的概率。这是因为柔软且易消化的食物进入胃里后，经胃液的消化分解，很快就形成食糜，在进入小肠后几乎全部被吸收。这样粪便的量就很少，无法使肠道正常蠕动，也就会造成大便无法顺利排出。

□ 长期大量食用高脂肪食物

高脂肪的食物进入消化道后，经小肠充分吸收，产生的废弃物很少，形成的粪便量也很少。没有足够的粪便量，就无法刺激肠道蠕动，也不会使机体发生排便反射，自然会造成粪便不容易被排出，最终形成便秘。另外，过量食用高脂肪食物，还会引发肥胖和心脑血管疾病。

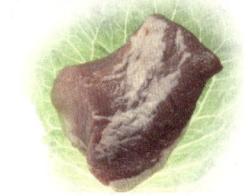

猪肉的脂肪含量很高，适量食用可滋润肠道，但如果长时间单纯摄取这类高脂肪食物，反而会导致便秘

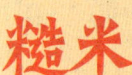

糙米

有效成分

B族维生素、维生素E、膳食纤维、钾、镁、锌、铁、锰

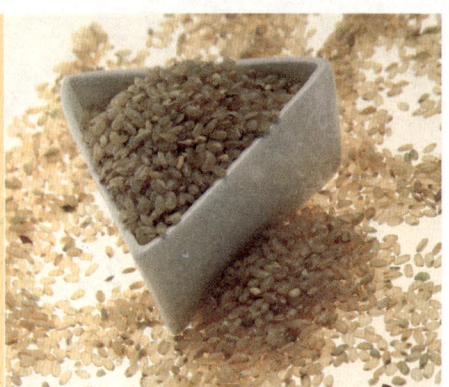

改善便秘原理

糙米中保留了大量的膳食纤维，可促进肠道有益菌繁殖，加速肠道蠕动，软化粪便，帮助预防便秘和肠癌。另外，糙米中所含的膳食纤维还能与胆汁中的胆固醇结合，有利于促进胆固醇的排出，因此也适合高血脂患者食用。

其他保健功效

控制血糖；降血脂；提高人体免疫功能；预防心血管疾病和贫血；预防脚气；使人产生饱腹感，有利于控制食量，从而起到减肥作用。

国医小课堂

◎糙米的营养价值很高，但是它的口感较粗，质地紧密，煮起来比较费时，因此需耐心煲煮。在煮糙米之前，可以先将糙米淘洗干净，然后再用冷水浸泡一夜，最后将糙米连同浸泡的水一起煮。注意：未煮熟的糙米不易消化，不可食用。

◎最好将糙米与精米搭配食用，这样更利于消化吸收。

燕麦

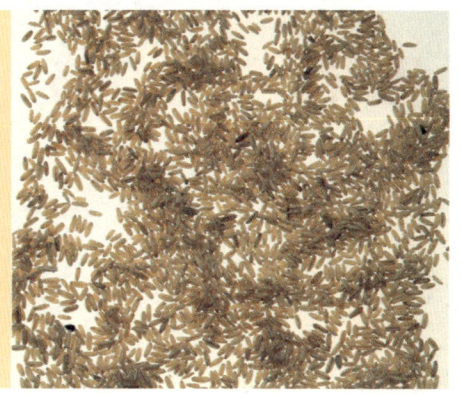

有效成分

水溶性纤维、非水溶性纤维、B族维生素、锌、皂苷、维生素E

改善便秘原理

燕麦中含有丰富的非水溶性纤维。这种物质有助于人体消化食物，促进胃肠蠕动，预防便秘。燕麦中富含的可溶性纤维和皂苷素，不但能降低血浆中胆固醇的浓度，还能有助于调节人体的肠胃功能。

其他保健功效

活血补气；延缓胃的排空，增加饱腹感，控制食欲，从而起到减肥作用；调节人体内的糖类和脂肪代谢，有效降低人体内的胆固醇；促进肌肉正常发育，保持肌肤弹性，美容养颜。

国医小课堂

◎燕麦一次不宜吃太多，否则会造成胃痉挛或者胀气。
◎燕麦中缺少维生素C，矿物质也不多，煮熟后，维生素和矿物质含量更少。因此，最好将燕麦与富含维生素C和矿物质的食物一起食用。
◎购买麦片时，要注意查看麦片中的营养成分及生产日期，并挑选快熟麦片。

玉米

有效成分

膳食纤维、亚油酸、硒、镁、维生素E、谷胱甘肽

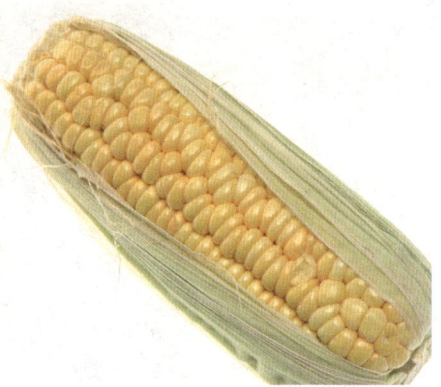

改善便秘原理

玉米中富含的膳食纤维,具有刺激胃肠蠕动、加速粪便排泄的特性,可预防便秘、肠炎、肠癌等。而硒和镁不但能加速体内过氧化物的分解,还能促使体内废弃物排出体外,从而起到润肠、预防胃肠癌的作用。玉米中所含的不饱和脂肪酸,尤其是亚油酸的含量高于60%,可滋养肠道,具有滑肠通便的作用。

其他保健功效

防癌、抗癌;降低血液中胆固醇浓度;防治冠心病、动脉粥样硬化、高血脂及高血压等心脑血管疾病;增强人体新陈代谢,调整神经系统功能;使皮肤细嫩光滑,防止皱纹产生,延缓衰老。

国医小课堂

◎吃玉米时,应把玉米粒的胚尖全部吃掉,因为许多营养都集中在胚尖中。
◎玉米中缺少一些人体必需的氨基酸,因此最好将玉米与豆类、粳米、面粉等混合吃,以提高其营养价值。

荞麦

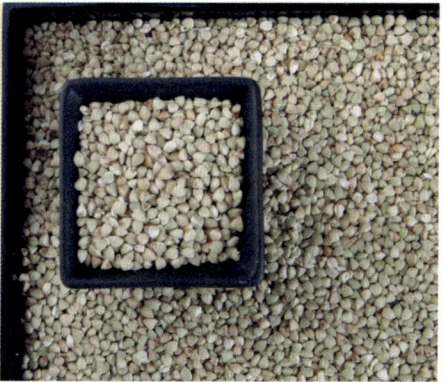

有效成分

膳食纤维、维生素E、烟酸、芦丁、赖氨酸、铁、锰、锌

改善便秘原理

荞麦含有丰富的膳食纤维，其含量是一般精制大米的10倍。膳食纤维可促进胃肠蠕动，帮助人体排出粪便及毒素，具有很好的营养保健作用。

中医认为，荞麦性凉，有健脾益气、开胃宽肠、消食化滞的功效，对大便燥结有不错的食疗功效。

其他保健功效

促进机体的新陈代谢；增强解毒能力；软化并扩张毛细血管，抑制血凝块形成，预防血栓及脑血管出血；降低血液中胆固醇含量，降低血脂、血糖；保护视力；抗菌，消炎；止咳、平喘、祛痰。

国医小课堂

◎一次不可食用太多荞麦，否则易造成消化不良。
◎脾胃虚寒、消化功能不佳及经常腹泻的人不宜食用荞麦。
◎为了不破坏荞麦中的营养成分，购买后，最好将荞麦放在容器中加盖保存，并存放于阴凉、干燥处。

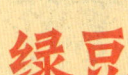

绿豆

有效成分

蛋白质、黄酮类化合物、鞣质

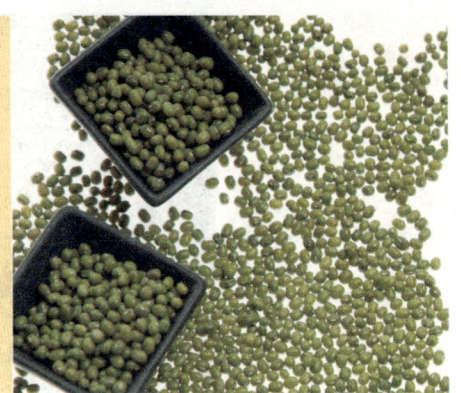

改善便秘原理

绿豆中含有的绿豆蛋白、鞣质和黄酮类化合物可与有机磷农药、汞、砷、铅化合物结合形成沉淀物，使之减少或失去毒性，使其不易被胃肠道吸收，从而起到排出肠道毒素的作用，防止垃圾及毒素在体内沉积而引起便秘，甚至宿便。

其他保健功效

清热解毒；保护胃肠黏膜；为身体补充无机盐、维生素及水分，可用于暑热烦渴、疮毒痈肿等症的辅助食疗；可解附子、巴豆毒。

国医小课堂

◎未煮烂的绿豆腥味强烈，食用后易引起恶心、呕吐。
◎绿豆不宜煮得过烂，以免破坏有机酸和维生素，降低清热解毒的功效。
◎服药，特别是服温补药时不要吃绿豆食品，以免降低药效。
◎绿豆性凉，脾胃虚弱者不宜多吃，寒凉体质者慎食。

黑木耳

有效成分

胶质、维生素K、多糖、铁

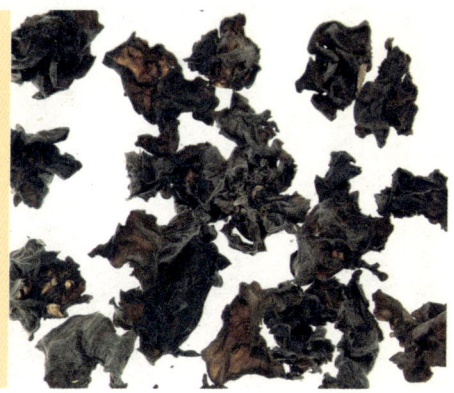

改善便秘原理

黑木耳中的胶质具有黏性，可把残留在人体消化系统内的灰尘、杂质吸附集中起来并排出体外，从而起到清胃涤肠的作用。另外，这种胶质可滋润肠道，为胃肠补充水分，避免因肠道过于干燥而引发便秘。

其他保健功效

增强机体免疫力；减少血管中的血凝块，预防血栓的发生；防治动脉粥样硬化和冠心病；抗肿瘤，防癌抗癌；化解体内结石，并促使结石排出；美容养颜，令人肌肤红润，容光焕发；补血养血，防治缺铁性贫血。

国医小课堂

◎黑木耳有活血、抗凝、滑肠的作用，因此有出血性疾病的人及慢性腹泻者都不宜食用。另外，孕妇不宜多吃。
◎干黑木耳烹调前宜用温水泡发，泡发后仍然紧缩在一起的部分不宜吃。
◎干黑木耳如泡发不当，则会又硬又小。如果用烧开后放凉的米汤浸泡，泡发的黑木耳肥大、松软、味道鲜美。

银耳

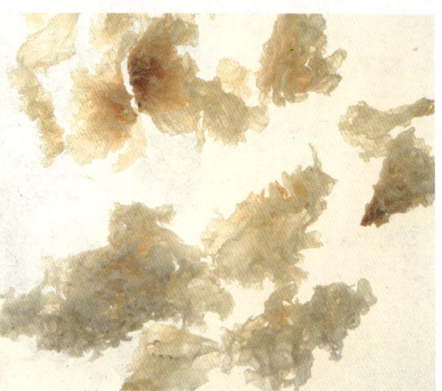

有效成分

植物性胶质、硒、维生素D

改善便秘原理

银耳富含天然植物性胶质，不但能滋阴养颜，还能滋润肠道，分解胃肠道的污秽物，有清扫肠胃的功能，有助于胃肠蠕动，长期服用可以预防并改善便秘，还可减少脂肪吸收。

其他保健功效

滋阴润燥；美容养颜，可淡化脸部黄褐斑、雀斑；减肥瘦身；防止体内钙流失；提高肝脏解毒能力，保护肝脏功能；增强机体抗肿瘤的能力，还能增强肿瘤患者对放疗、化疗的耐受力。

国医小课堂

◎食用变质银耳会产生中毒反应，严重者会有生命危险。
◎忌食隔夜银耳汤，有损造血功能。
◎银耳含嘌呤腺苷，可抗血小板凝集，因此，出血患者应慎食。外感风寒者也应忌用。
◎银耳宜用开水泡发，泡发后应去掉未发开的部分。

海带

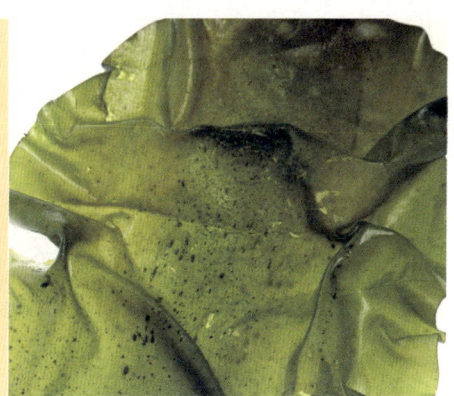

有效成分

胶质、碘、藻朊酸、甘露醇、优质蛋白、不饱和脂肪酸

改善便秘原理

海带中含有大量的藻朊酸和胶质。藻朊酸进入人体后不能被消化道消化吸收,而是通过小肠后被送入大肠,混入粪便中,促进结肠蠕动,使大便量增加,促进排便,还能预防直肠癌。胶质在结肠中则能扫除肠道中的食物残渣,起到清洁肠道的作用,从而预防便秘。

其他保健功效

预防甲状腺机能减退;利尿消肿,预防肾功能衰竭、老年性水肿;预防动脉硬化、高血压、心脏病、糖尿病、慢性气管炎、慢性肝炎、贫血;减少放射性疾病的发生概率;清洁肺部,预防肺部疾病;滋养头发。

国医小课堂

◎海带不宜与柿子、茶、酸涩的水果同食。
◎脾胃虚寒者应慎食海带。
◎浸泡海带时,不要去除表面上附着的白霜。这些白霜具有降血压、利尿的作用,对人体有益。

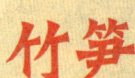

竹笋

有效成分

膳食纤维、B族维生素、烟酸、植物蛋白

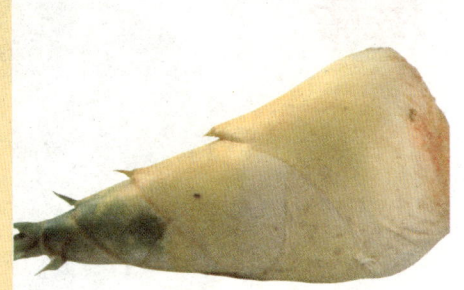

改善便秘原理

竹笋富含烟酸、膳食纤维等营养成分，能促进肠道蠕动，帮助消化，消除积食，防止并改善便秘，还可在一定程度上预防消化道肿瘤。中医认为，竹笋具有滋阴凉血、清热化痰、解渴除烦、利尿通便、养肝明目的功效，可治胃肠实热、小便不利、大便不畅等。

其他保健功效

降低胃肠黏膜对脂肪的吸收和积蓄，可起到减肥作用；预防高血压、高血脂、高血糖；有助于增强机体的免疫功能，提高防病、抗病能力／开胃健脾；消油腻，解酒毒。

国医小课堂

◎有尿路结石者不宜食用。
◎鲜笋存放时不要剥壳，否则会失去清香味。
◎靠近笋尖部的地方宜顺切，下部宜横切，这样烹制时不但易熟烂，而且更易入味。

萝卜

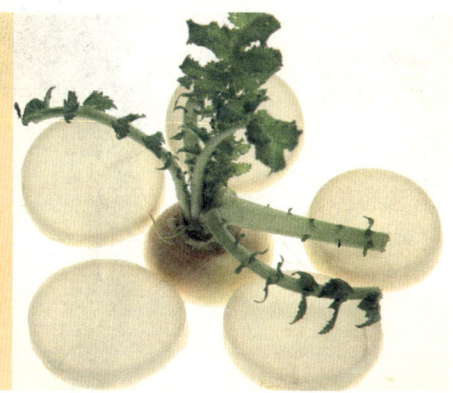

有效成分

膳食纤维、维生素C、磷、镁、钾

改善便秘原理

萝卜含有较多的膳食纤维,可增加粪便体积,促进肠胃蠕动、粪便排出,从而保持大便通畅。另外,萝卜中的膳食纤维还能使人体尽可能少地吸收体内垃圾中的有毒和致癌物质,预防肠癌发生。

其他保健功效

滋阴润喉,化痰理气,预防感冒;健胃消食,增进食欲;降低血脂,软化血管,稳定血压,预防冠心病、动脉硬化、胆石症等疾病;诱导人体产生干扰素,增强机体免疫力,抑制癌细胞的生长,起到防癌、抗癌作用;抑制黑色素的合成,阻止脂肪氧化和沉积,防止色斑生成。

国医小课堂

◎萝卜为寒凉蔬菜,阴盛偏寒体质者、脾胃虚寒者不宜多食。
◎胃及十二指肠溃疡、慢性胃炎、单纯甲状腺肿、先兆流产、子宫脱垂等患者也应少食萝卜。
◎服用人参、西洋参时不要同时吃萝卜,以免影响药效。

芹菜

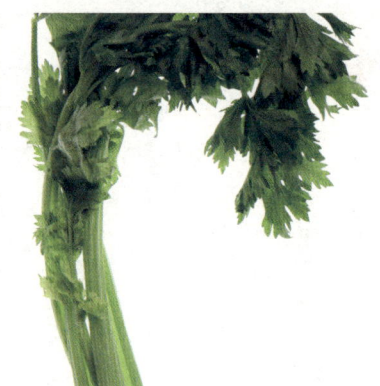

有效成分

膳食纤维、胡萝卜素、维生素C、铁、钙、磷、甘露醇

改善便秘原理

芹菜中所含的膳食纤维，大部分为非水溶性纤维，容易让人产生饱腹感，对于促进肠胃蠕动也很有帮助。研究显示，芹菜的膳食纤维以茎部的含量最为丰富，吃了可以增加排便量，让排便变得通畅。

其他保健功效

清热解毒；增进食欲；平衡血压，降低血脂，预防高血压、高血脂、动脉粥样硬化；镇静和保护血管；强健骨骼，预防小儿软骨病；中和尿酸及体内的酸性物质，预防痛风；减肥美容。

国医小课堂

◎芹菜有降血压的作用，因此血压低者慎食。
◎芹菜叶中含有较丰富的胡萝卜素、维生素C和铁，对癌症有一定的预防作用，故食用时最好把嫩叶留下。
◎购买时，应选择新鲜、干净、肉厚、质密的芹菜，且菜心结构要完好，分枝应脆嫩易折。

韭菜

有效成分

膳食纤维、挥发性精油、含硫化合物、蒜氨酸

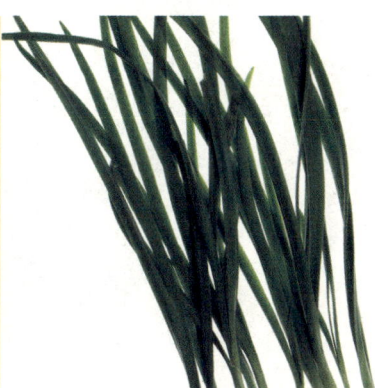

改善便秘原理

韭菜中含有大量的膳食纤维，能促进胃肠蠕动，可有效预防习惯性便秘和肠癌。另外，韭菜中的膳食纤维还可以把消化道中的头发、沙砾、金属屑等包裹起来，随大便排出体外。因此，韭菜也有"洗肠草"的美誉。

其他保健功效

散瘀活血，助肝通络，可辅助治疗反胃、肠炎、吐血、胸痛等症；固精助阳，补肾，暖腰膝，辅助治疗阳痿、遗精、多尿等症；增进食欲；降低血脂，对高血压、冠心病、高血脂等有一定食疗功效；杀菌消炎；加速人体内的乳酸分解，从而抗疲劳、促进精力恢复。

国医小课堂

◎多食会上火，且不易消化，因此阴虚火旺、有眼疾和胃肠虚弱的人不宜多食。
◎韭菜在未经烹调处理之前，切口处与空气接触后，难闻的气味会增加。所以，一定要在准备烹调时再进行清洗、切碎。

白菜

有效成分

纤维素、维生素C、钙

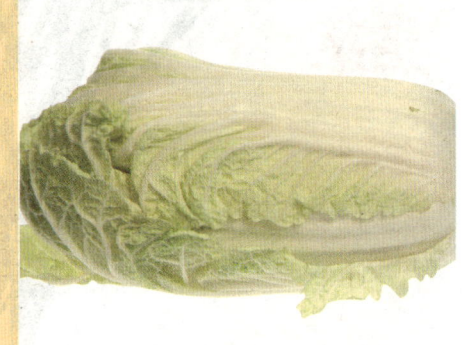

改善便秘原理

白菜中所含丰富的纤维素，能促进肠胃蠕动，防止大便干结，常吃白菜能起到治疗便秘、预防痔疮和结肠癌的作用。同时，白菜中的纤维素不但能起到润肠、促进排毒的作用，还可促进人体对动物蛋白的消化吸收。

其他保健功效

清热解毒，帮助人体排出毒素；养颜护肤；降低女性患乳腺癌的风险；预防牙龈出血、维生素缺乏病等。

国医小课堂

◎白菜在腐烂的过程中易产生毒素，所产生的亚硝酸盐能使血液中的血红蛋白丧失携氧功能，使人体严重缺氧，甚至危及生命。因此，不要食用腐烂的白菜。
◎气虚胃寒者不能多吃白菜。
◎如果担心白菜上有残留农药，可将白菜先用淡盐水或自来水浸泡30～60分钟，再用清水冲洗干净。

油菜

有效成分

纤维素、胡萝卜素、维生素C、钙

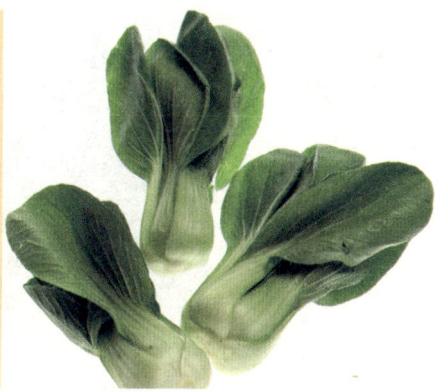

改善便秘原理

油菜中含有的大量纤维素是膳食纤维的一种，能促进肠道蠕动；而油菜中所富含的多种维生素及矿物质，能为肠道提供营养，活化肠道，使肠道更年轻。因此，油菜可预防、改善便秘，并预防肠癌。

其他保健功效

减少脂类的吸收，降低血脂；对进入人体内的致癌物质有吸附、排斥作用，从而起到防癌的作用；明目养眼；对手足瘀肿、乳痈、缺钙等有辅助食疗功效；有助于增强机体免疫能力。

国医小课堂

◎小儿麻疹后期及患有疥疮、狐臭的人应少吃油菜。
◎慢性病患者应少吃油菜。
◎炒油菜时，要现做现切，并用大火爆炒，这样既可保持鲜脆，又可使其营养成分不被破坏。
◎吃剩的熟油菜过夜后就不要再吃了，以免造成亚硝酸盐沉积，引发癌症。

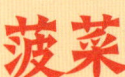

菠菜

有效成分

膳食纤维、铁、维生素C、胡萝卜素

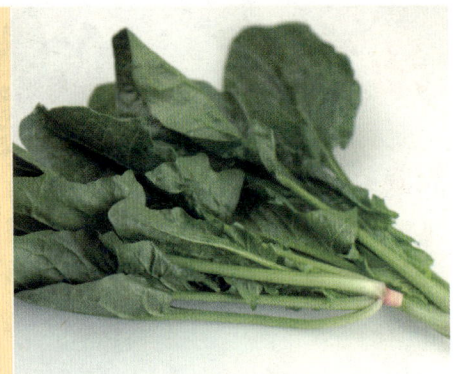

改善便秘原理

菠菜中含有大量的膳食纤维,具有促进肠道蠕动的作用,利于排便,且能促进胰腺分泌,帮助消化,对于痔疮、慢性胰腺炎、便秘、肛裂等病症有辅助食疗作用。

其他保健功效

提高铁的吸收率,对缺铁性贫血有较好的食疗效果;改善高血压、糖尿病;维护正常视力和上皮细胞的健康;增强抵抗力;抗衰老,减少皱纹及色斑,保持皮肤光洁,增强青春活力。

国医小课堂

◎菠菜所含的草酸与钙盐能结合成草酸钙结晶,故肾炎和肾结石患者不宜食用。
◎吃菠菜的同时尽可能吃一些碱性食物,如海带等,以促进草酸钙排出,防止结石生成。
◎食用菠菜前,应先氽汤,去掉草酸,以免影响人体对钙的吸收。
◎可将菠菜用保鲜膜包好放在冰箱中保鲜。

土豆

有效成分

膳食纤维、蛋白质、淀粉、B族维生素、钙、钾

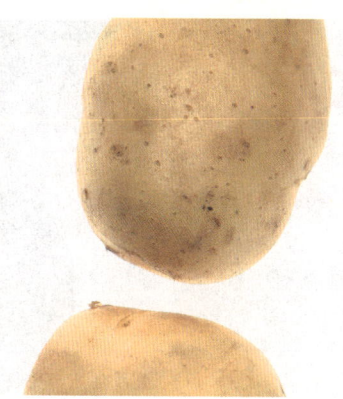

改善便秘原理

土豆中富含的膳食纤维，可以扩充粪便体积，促进肠道蠕动，减少便秘的发生。土豆中还含有大量的淀粉。淀粉吸收水分后，可使粪便软化，帮助粪便排出，从而起到预防便秘的作用。

其他保健功效

加快胆固醇在肠道内代谢的速度，防止胆固醇增高，预防高血脂；适用于糖尿病患者的食疗；增强人体的饱腹感，减少食物的摄取，从而起到减肥作用。

国医小课堂

◎凡腐烂、霉烂、皮色发青或生芽较多的土豆一律不能食用，以防龙葵素中毒。
◎土豆切开后容易氧化变黑，这属于正常现象，不会造成危害。通常可以把切好的土豆片、土豆丝放入水中，去掉多余的淀粉以防土豆变黑，但不要泡得太久，以避免水溶性维生素的流失。

红薯

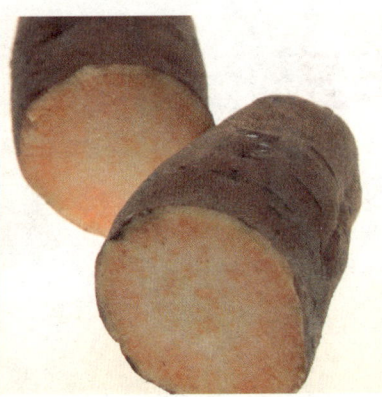

有效成分

纤维素、果胶、淀粉、类黄酮、黏液蛋白、钙、镁

改善便秘原理

红薯富含纤维素和果胶，有阻止糖类转化为脂肪的特殊功能，而且可以滋润并活化肠道。红薯蒸煮后，部分淀粉会发生变化，与生食相比可增加40%左右的膳食纤维，能有效刺激肠道的蠕动，促进排便。

其他保健功效

增强机体免疫力；有效抑制乳腺癌和结肠癌的发生；预防肝脏和肾脏结缔组织萎缩；预防骨质疏松症；减肥瘦身；抑制肌肤老化，保持肌肤弹性。

国医小课堂

◎吃红薯后有时会出现胃灼热、吐酸水、腹胀排气等现象。所以，一次不宜吃得过多，而且要和米面搭配着吃，还可以配些咸菜或菜汤。

◎红薯等根茎类蔬菜含有大量淀粉，可以加工成粉条食用，但制作过程中往往会加入明矾。非正规厂家生产的红薯粉明矾含量多数超标，若过多食用，会导致铝在体内蓄积，不利于健康。因此，要购买正规厂家生产的粉条。

芝麻

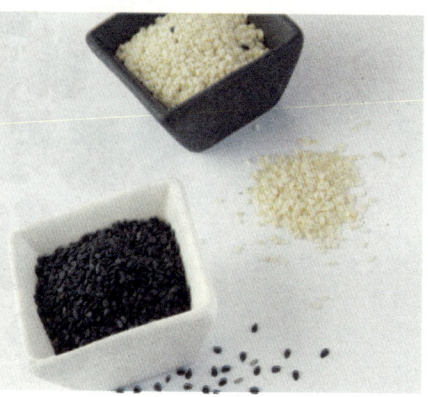

有效成分

不饱和脂肪酸、维生素E、卵磷脂、B族维生素、维生素A

改善便秘原理

芝麻中所含的不饱和脂肪酸、维生素E等成分，可滋润肠道，防止肠道因干燥而导致残渣黏附在肠壁上，可防止便秘，尤其适合老年性便秘。

其他保健功效

滋润五脏、强健筋骨、补肺益气；保护皮肤健康，减少皮肤发生感染，预防各种皮肤炎症；促进血液循环，以滋润肌肤，延缓衰老；为头发提供营养，令头发乌黑亮丽。

国医小课堂

◎腹泻、脾虚者忌食芝麻。
◎芝麻炒食燥热，食后易引起牙疼、口疮、出血等症，须慎食。
◎芝麻分为黑白两种，食用以白芝麻为好，补益药用则以黑芝麻为佳。
◎芝麻可生嚼、炒食、煮食、磨酱、榨油、做糕饼糖果的配料等。
◎芝麻仁外有一层硬膜，只有碾碎后食用，营养才能充分被吸收。

核桃

有效成分

亚油酸、维生素E、B族维生素、锌、锰、蛋白质

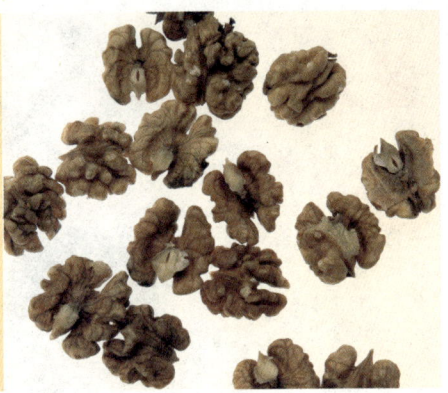

改善便秘原理

核桃仁中含有大量的维生素E和亚油酸，是人体理想的通便食物，经常食用可润滑肠道，防止食物残渣黏附在肠壁上，从而起到预防便秘的作用，尤其适用于老年性便秘。

其他保健功效

防止脑细胞老化，可健脑、增强记忆力及延缓大脑衰老；减少肠道对胆固醇的吸收，保护心血管，预防动脉硬化、高血压和冠心病；滋润肌肤，乌发养发；缓解疲劳和压力；补肾固精，强健身体。

国医小课堂

◎因核桃含有较多脂肪，所以一次吃得太多，会影响胃的消化功能。
◎核桃仁油腻滑肠，便溏泻泄者慎食；核桃仁易生痰动风助火，所以痰热咳嗽、阴虚有热者忌食。
◎有的人喜欢将核桃仁表面的褐色薄皮剥掉，这样会损失一部分营养，所以最好不要剥掉这层薄皮。

松子

有效成分

油酸、亚油酸、维生素E、磷、锰

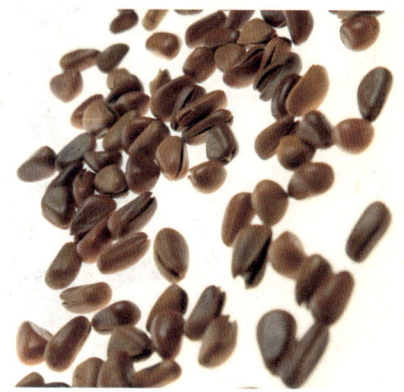

改善便秘原理

松子中富含油酸、亚油酸等营养成分，可以滋润肠道，使大便畅通，还可扶正补虚。由于松子的通便作用比较缓和，所以特别适合年老体弱、病后、产后的便秘者食用。

其他保健功效

健脑益智，防止记忆力减退；软化血管；润肤美容，延缓衰老；强身健体，提高机体抗病能力；强阳补骨；养血；润肺止咳。

国医小课堂

◎因松子含油脂丰富，所以胆功能严重不良者应慎食；松子滋腻，易润滑肠道，所以咳嗽痰多、大便溏泄者不宜多食。

◎鉴别开口松子好坏的两个要点：①正规厂家生产的开口松子从表面上看颗粒均匀，开口不均匀；非正规厂家生产的开口松子颗粒不均匀，但开口长而均匀。②在口感方面，正规厂家生产的松子吃起来有清香味；非正规厂家生产的松子吃起来发涩，有异味。

葵花子

有效成分

不饱和脂肪酸、优质蛋白、烟酸、植物固醇、磷脂、胡萝卜素、钾

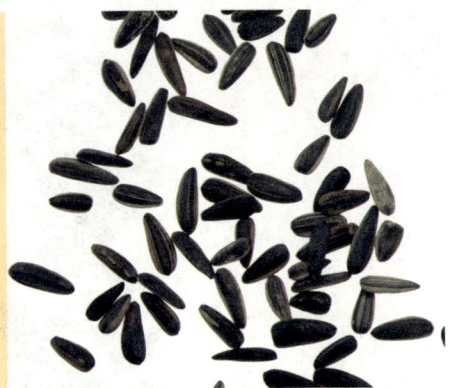

改善便秘原理

葵花子中含有丰富的不饱和脂肪酸、优质蛋白等营养成分,与大多数干果一样,可滋润胃肠,改善肠道干燥的状况,防止食物残渣附着在肠壁上,从而预防便秘。

其他保健功效

保护心脏功能;预防高血压;抑制人体内胆固醇的合成,防止血中胆固醇过多,预防动脉硬化;调节脑细胞代谢;预防人体皮肤下层的细胞坏死,使头发变得柔软美丽;防癌、抗癌。

国医小课堂

◎大量嗑瓜子会严重耗费唾液,长此以往,会影响人的口腔健康甚至影响消化。因此,瓜子一次不宜吃得太多,以免上火、口舌生疮。
◎葵花子以有黑白相间长条纹、颗粒大、均匀、饱满、壳面有光泽;打开包装袋,无油哈味;易于嗑开,子仁松脆香甜,味道鲜美的为佳。
◎尽量用手剥壳,或使用剥壳器,以免因经常用牙齿嗑瓜子而损伤牙釉质。

香蕉

有效成分

维生素A、B族维生素、维生素C、维生素E、钾、镁

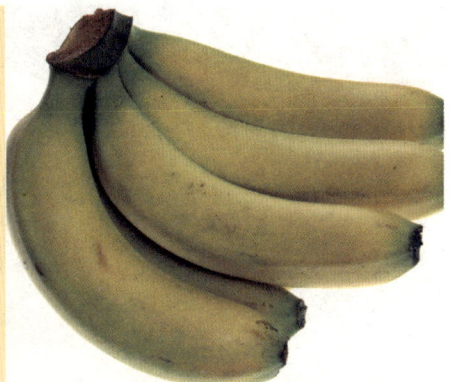

改善便秘原理

香蕉具有润肠作用，可以润滑肠道，使粪便变得柔软，从而改善大便干燥，预防便秘。

其他保健功效

驱散悲观、烦躁的情绪，增加平静、愉快感；有效预防血管硬化；降低血液中的胆固醇含量，预防高血压；增强胃黏膜的抵抗能力，增强对胃壁的保护，从而预防胃溃疡；使皮肤细腻、富有光泽。

国医小课堂

◎香蕉性寒滑肠，脾胃虚寒、便溏腹泻者不宜多食、生食；胃酸过多者不可食用；急慢性肾炎及肾功能不全者忌食。
◎香蕉不宜和红薯同食。
◎未成熟的香蕉不宜食用，否则会加重便秘。
◎香蕉不宜空腹食用，否则会使人体中的镁骤然升高而破坏人体血液中的镁钙平衡，影响心血管的正常功能。

苹果

有效成分

果胶、鞣酸、维生素C、苹果酸、酒石酸

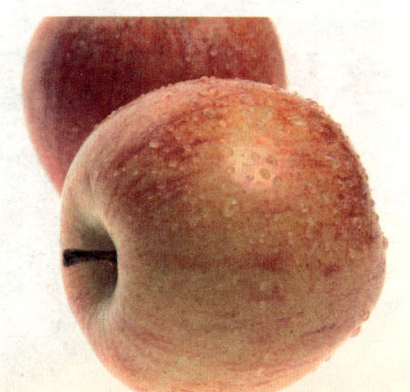

🍀 改善便秘原理

苹果中含有鞣酸、果胶等物质,未经加热的生果胶可软化大便,起到通便作用;煮过的果胶不仅具有吸收细菌和毒素的作用,还能收敛、止泻。因此,便秘患者可以多吃一些新鲜的苹果。

🍀 其他保健功效

可与铅、汞等重金属结合在一起,并和多余的胆固醇一起排出体外,以达到排毒的效果;保护心血管及心脏;改善呼吸系统和肺功能,保护肺部免受污染和烟尘的影响;有效降低胆固醇;保持血糖的稳定;防癌、抗癌;滋润、美白肌肤。

国医小课堂

◎不要在饭前吃苹果,以免影响正常的进食及消化。
◎苹果富含钾盐,肾炎患者不宜多食。
◎为防止苹果切开后与空气接触发生氧化作用而变成褐色,可在盐水里泡15分钟左右或将柠檬汁滴到苹果切片上。

蜂蜜

有效成分

葡萄糖、果糖、B族维生素、柠檬酸、苹果酸、酶

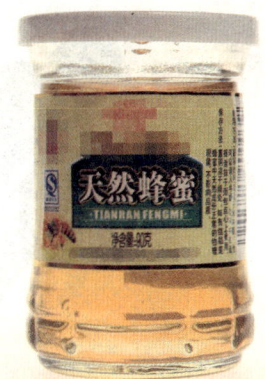

改善便秘原理

蜂蜜可调节胃肠功能，使胃酸分泌正常，并滋润肠道，促进肠蠕动，可显著缩短排便时间，对结肠炎、习惯性便秘尤其有效，且无任何副作用。

其他保健功效

改善血液成分，增强心脏和血管功能；保护肝脏，促使肝细胞再生，抑制脂肪肝的形成；缓解失眠，改善睡眠质量；迅速补充体力，解除疲劳，增强人体对疾病的抵抗力；滋润肌肤。

国医小课堂

◎蜂蜜应以温水冲饮，用开水冲是不正确的，因为开水会破坏蜂蜜中的营养成分。
◎蜂蜜不宜与茶水共饮，否则会产生沉淀物，对健康百害而无一利。
◎蜂蜜中糖分过高，热量也高。因此，肥胖、糖尿病、高血脂患者均不宜食用，婴儿不可食用蜂蜜。
◎蜂蜜不能盛放在金属器皿中，以免增加蜂蜜中重金属的含量。

橄榄油

有效成分

ω-3脂肪酸、维生素E

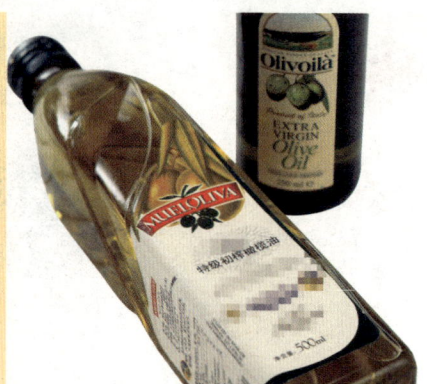

改善便秘原理

大多数人的便秘是由肠道干燥、胃肠蠕动变弱导致的。如果要改善便秘状况，就必须使肠道滋润，并增强其活力。橄榄油中富含维生素E、ω-3脂肪酸等成分，能随油脂到达肠道发挥滑肠作用，促进肠道蠕动，缓解便秘，并改善胃痛、胀气和灼热。

其他保健功效

提高人体的新陈代谢功能，改善内分泌失调问题；促进血液循环，降低血黏度，预防血栓形成，降低血压；增强消化系统功能，增进食欲；保护心血管，抵御心脏病；减缓结肠癌和皮肤癌细胞的生长；滋润肌肤，增加肌肤弹性，延缓衰老。

国医小课堂

◎橄榄油带有橄榄果的清香，特别适合凉拌，也可用于烧煮煎炸。
◎橄榄油一加热就会膨胀，所以烹制同一道菜需要的量，就比其他的油少。
◎橄榄油中的果味易挥发，保存时忌与空气接触，忌高温和光照，且不宜久存。

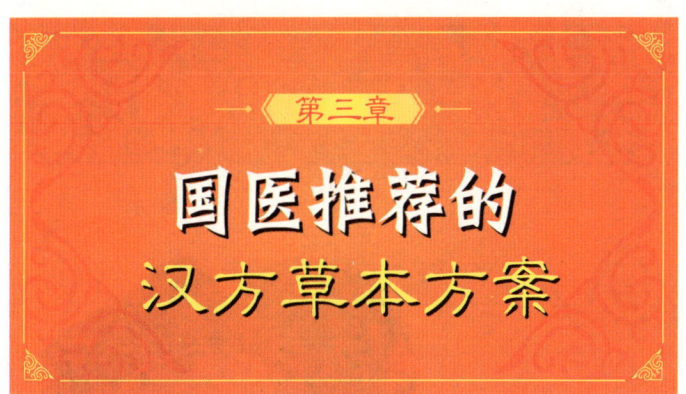

第三章

国医推荐的汉方草本方案

在中医理论中,便秘分为热秘、气秘、虚秘、冷秘四种类型。

□ 热秘
◎ **症状表现**:大便干燥,小便短赤,腹部胀痛,口干而臭,面红身热。
◎ **中药调养**:宜服清热润肠类中药,如大黄、杏仁、炙枳壳、炙厚朴等。

□ 气秘
◎ **症状表现**:大便秘结,排便困难,两肋胀满,嗳气频发,腹胀,食少。
◎ **中药调养**:宜服顺气行滞类中药,如枳壳、大黄、黄芩、枸杞子等。

□ 虚秘
◎ **症状表现**:虚秘分为气虚、血虚两种。气虚型便秘多表现为面色苍白,神疲气喘,脉现虚像;血虚型便秘多表现为便秘、头晕、心悸。
◎ **中药调养**:气虚型便秘宜服用益气润肠类中药,如黄芪、火麻仁、陈皮、杜仲等;血虚型便秘宜服用补血润便类中药,如当归、生地、枳壳等。

□ 冷秘
◎ **症状表现**:便秘,小便清长,面色苍白,腹部冷痛,腰背酸冷,喜热怕寒。
◎ **中药调养**:宜服用温阳通便类中药,如当归、牛膝、泽泻、枳壳等。

第一节　常用中药

大黄

别名
将军、川军

性味归经
味苦，性寒，归脾、胃、大肠、肝、心经。

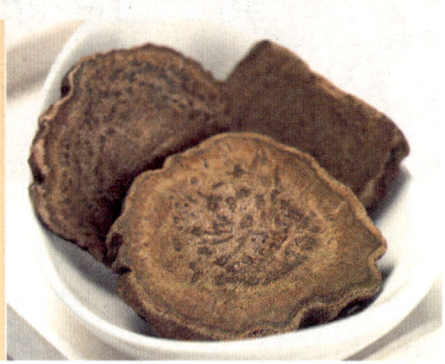

在中医药的理论中，大黄是一种泻下药。顾名思义，泻下药即能通利大便的药物。因此，大黄是便秘者的首选药物，可促进排便，常用于解毒、祛燥、化瘀的处方中。

保健功效

大黄可改善大便燥结，适用于热结便秘；对于火热上炎引起的目赤、咽喉肿痛、牙龈肿痛等及血热妄行引起的吐血、咯血等症有不错的辅助疗效。另外，大黄还可用于瘀血凝滞引起的产后腹痛、月经不通、跌打损伤等症。

药理作用

中医认为，大黄有攻下通便、泻火消炎、清化湿热的作用，少量使用可以保健肠胃，若以合适的量入处方还可清洁肠道，促进大便排出。

番泻叶

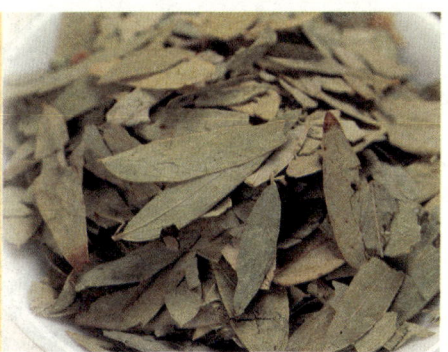

别名
泻叶

性味归经
味甘、苦，性寒，归大肠经。

番泻叶是临床中常用的泻药，具有泻下导滞的作用。据药书记载，番泻叶具有泄热、利肠腑、通大便的作用，是著名的治便秘药物。现代药理研究也证实了番泻叶的通便作用。

保健功效

番泻叶可治热结便秘，也适用于急性积滞、肠道闭塞等症。番泻叶还具有抗菌、止血及松弛肌肉等作用。近几年，在临床上，番泻叶还被广泛用于急性胃及十二指肠出血、急性胰腺炎、胆囊炎、胆结石等疾病的治疗。

药理作用

番泻叶可抑制肠道对葡萄糖、钠和水的吸收，增加肠道容积，继而刺激肠壁反射性地使小肠和结肠蠕动增强，从而起到泻下作用。

国医小课堂

◎番泻叶不宜久服多服，否则会引起肠道炎症性充血和蠕动增加，产生恶心、呕吐、腹痛等不良反应，并导致体内水分随粪便排出体外、体内水分不足，皮肤干燥发痒，甚至加重便秘。
◎可与木香、藿香等药物同用，以减轻番泻叶的副作用。

火麻仁

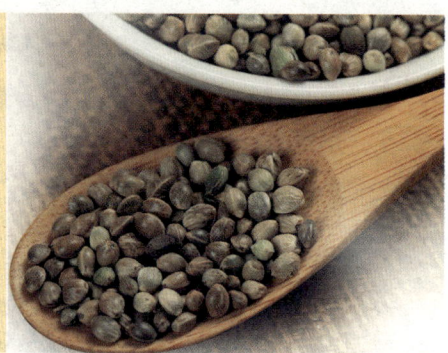

别名

大麻仁、麻子仁

性味归经

味甘、性平，归脾、大肠经。

火麻仁是桑科植物大麻的干燥成熟果实。用火麻仁入药在我国有着悠久的历史，诸家本草都认为火麻仁是一味润肠通便而兼有滋养作用的药物。

保健功效

火麻仁具有润肠通便、润燥生发、杀虫等功效，适用于老人、产妇、体弱者肠燥便秘，也适用于血虚头发脱落不生者及癞疮患者。另外，火麻仁还有降血压、阻止血脂上升的作用。

药理作用

火麻仁含有丰富的脂肪油，能够润燥滑肠，兼有滋养补虚的作用，因此适用于体质虚弱、津血枯少引起的肠燥便秘。

国医小课堂

◎火麻仁最好打碎后再入煎剂，常用量为10～15克，不可过量食用，否则会引发中毒。

◎孕妇以及腹泻、肾虚阳痿、遗精者都不宜服用。

◎火麻仁不宜与牡蛎、白薇、茯苓等配伍使用，否则会降低药效。

芦荟

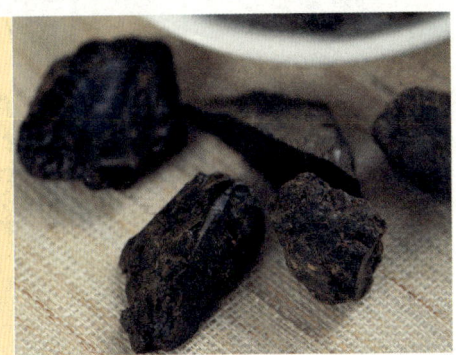

别名
卢会、讷会

性味归经
味苦，性寒，归肝、大肠经。

芦荟是古今中外治疗便秘较为有效的药物，最初在两汉时期通过丝绸之路传入中国。联合国粮农组织已将芦荟列入"21世纪人类的保健品"之中。可见，芦荟的医疗保健价值、营养价值已逐渐引起人们的关注。

保健功效

芦荟有泻热通便、清肝、杀虫等功效，可用于热结便秘、习惯性便秘、小儿虫积腹痛或疳积以及肝经火盛引起的头晕、头痛、胁痛、目赤、躁狂易怒等症的治疗。另外，芦荟还可用于防治多种溃疡，并能促进伤口愈合。

药理作用

芦荟中含有的芦荟素成分可增加大肠液的分泌，增强脂肪酶的活性，从而恢复失调的大肠自律神经功能，改善便秘。

国医小课堂

◎芦荟有臭气，不入煎剂。
◎脾胃虚寒者忌用芦荟。
◎孕妇及有出血倾向者忌用芦荟。

巴豆

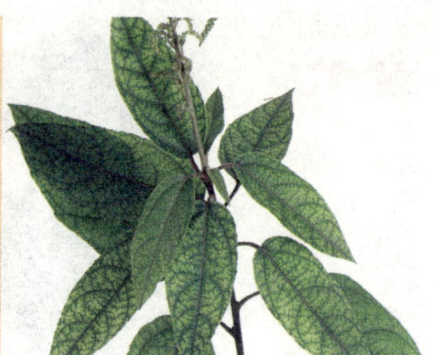

别名
老阳子

性味归经
味辛,性热,归胃、大肠、肺经。

巴豆是巴豆树的干燥成熟果实,是一味峻泻药,对便秘具有很好的疗效。但需要注意的是,巴豆不宜直接内服,常制成巴豆霜(将巴豆碾碎,用吸油纸包裹,加热微烘,压榨去油,研细,过筛即成巴豆霜)以降低毒性。

保健功效

巴豆具有泻寒积、逐水、祛痰、蚀疮等功效,可用于治疗寒积便秘、水肿、腹水、气急喘促、疮疡化脓未溃破、女性经闭等症。

药理作用

巴豆中含有一种脂肪油,这种脂肪油中含有的巴豆树脂是多种物质结合而成的酯,有强烈的致泻作用,因此对大便燥结具有非常好的疗效。

国医小课堂

◎巴豆有毒,非急症必须使用时,不得轻易使用。
◎孕妇忌用。
◎服巴豆后不宜食热粥、喝热水等,亦不可饮酒,否则会加剧腹泻。
◎巴豆不可与牵牛子同用。

柏子仁

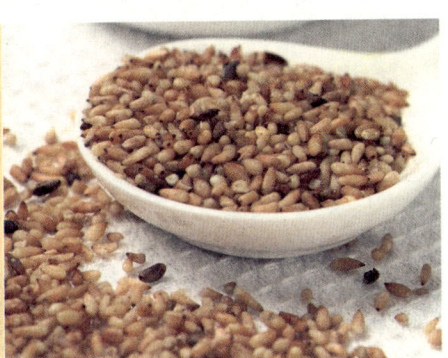

别名
柏实

性味归经
味甘，性平，归心、肾、大肠经。

柏子仁为侧柏的成熟种仁，是润肠通便的药，尤其适用于习惯性便秘。柏子仁以颗粒饱满、黄白色、不泛油、无皮壳及杂质者为上品，购买时注意鉴别。

保健功效

柏子仁具有养心安神、敛汗生津、润肠通便的作用，适用于肠燥便秘、老人或产妇便秘，也适用于心慌、失眠等症，尤其适用于心阴虚及心肾不交引起的心慌失眠。

药理作用

柏子仁中含有大量的油脂，可以滋润肠道，具有很好的润肠通便作用，还可清除宿便及积存在肠道中的毒素。

国医小课堂

◎柏子仁在保存时注意防蛀和泛油，宜置于阴凉干燥处。
◎痰多、大便稀薄、腹泻或呕吐者慎用或忌用。
◎经过加工后的长糯米，与柏子仁相似，但二者功效不同，购买时须仔细鉴别，最好到信誉有保证的中药店购买。

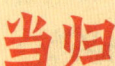

当归

别名

岷当归、秦当归

性味归经

味甘、辛，性温，归肝、心、脾经。

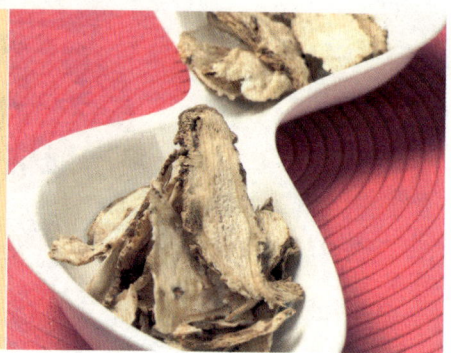

当归一直被视为妇科调经补血之圣药。事实上，当归也具有很好的润肠通便作用。由于当归的主要产地在甘肃岷县(秦州)，因此处方上常写"岷归"或"秦归"。

 保健功效

当归具有补血活血、调经止痛、润肠通便的作用，对于血虚便秘具有很好的疗效，适用于血虚引起的面色发黄、头晕眼花、心慌失眠等症，也适用于血虚或血虚兼血瘀引起的女性月经不调、痛经、闭经等。

 药理作用

当归可增强骨髓的造血功能，提高人体免疫力，还能改善血液循环，具有养血润肠的功效，适用于血虚肠燥造成的便秘。

国医小课堂

◎女性崩漏者慎用；脾胃虚弱、大便滑泻者不宜服用。
◎长时间过量服用当归会造成虚火上升，出现咽喉痛、鼻孔灼热等不适。
◎当归以内服为主，可煎煮成药汤服用，常用量为6～12克。
◎当归应保存在阴凉干燥处，避免潮湿。

决明子

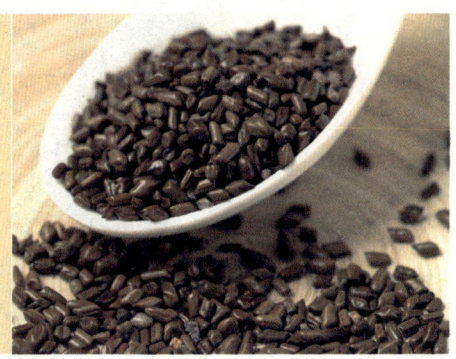

别名
草决明、马蹄决明

性味归经
味甘、苦、咸,性微寒,归肝、大肠经。

决明子是治疗眼疾的常用药材,适合眼红肿痛、目生翳膜、畏光多泪与头风头痛患者使用,能清热祛风。

 ## 保健功效

决明子有润肠通便、养肝明目、疏散风热的功效,对肠燥性便秘、习惯性便秘、眼疾等有很好的疗效。另外,决明子还能促进子宫收缩,从而起到催产的作用。

药理作用

决明子中含有大黄素、决明素等成分,可起到泻下的作用,还能降低血压、血清胆固醇和甘油三酯。

国医小课堂

◎决明子以内服为主,一般用量为10~15克。
◎服用期间若大便次数增多,则应根据情况适当减量。如果需要长期服用,最好用炒决明子,这样不容易损伤肠胃。
◎决明子应保存在通风干燥处,避免受潮。
◎脾虚、腹泻以及低血压者都不宜服用决明子。

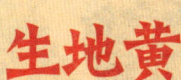

生地黄

别名
生地、干地黄

性味归经
味甘、苦，性寒，归心、肝、肾经。

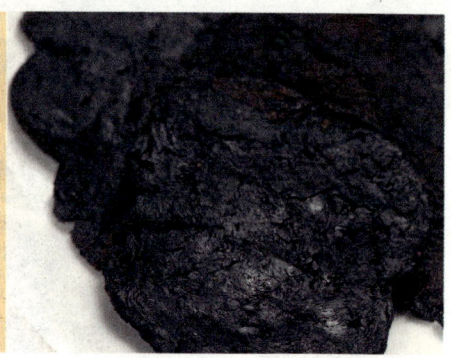

地黄属玄参科多年生草本植物，将其根块洗净后生用或干燥用，即为生地黄，或简称生地。生地黄是滋阴凉血的药，具有很高的药用价值。

保健功效

生地黄具有清热凉血、养阴生津的功效，适用于热病后期伤阴引起的大便燥结、舌红口干、烦渴多饮、阴虚内热、骨蒸劳热等症，也适用于血热引起的湿疹、荨麻疹等。

药理作用

中医认为，生地黄具有滋阴退阳的作用，擅长凉血润燥，对因热邪闭结引起的口干舌燥、大便秘结有很好的疗效。如与其他清热药搭配服用，通便效果更佳。

国医小课堂

◎生地黄可以煎汤、煎膏、浸酒、入菜肴等，但每日用量不宜过多，为15～30克。
◎脾虚泄泻、胃寒食少、胸膈有痰者慎服；少食腹胀、舌苔腻者也不宜服用。

何首乌

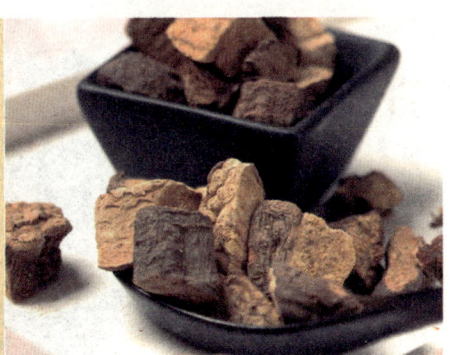

别名
首乌

性味归经
味甘、涩，性微温，归肝、肾经。

何首乌的入药部位是其块根，分为生首乌和制首乌两种。立秋之后采挖，切厚片，干燥后即为生首乌；用黑豆煮汁拌何首乌，再蒸至内外均呈棕黄色，晒干，即为制首乌。

保健功效

何首乌对血虚引起的头晕眼花、健忘失眠、疲倦乏力、便秘等症有很好的疗效，也适用于皮肤瘙痒以及肝肾精血亏虚引起的耳鸣、须发早白、腰酸遗精等症。

药理作用

现代研究发现，何首乌中含有大黄酚、大黄素、大黄酸、大黄素甲醚、卵磷脂、没食子酸等成分，具有泻下、滑肠作用。

国医小课堂

◎何首乌以内服为主，常用量为9～15克。
◎如出现过敏现象，应停药并立即就医。
◎大便稀薄或腹泻者不宜服用。
◎煎煮何首乌不宜用铁器。
◎何首乌应保存于通风干燥处，避免受潮与虫蛀。

牵牛子

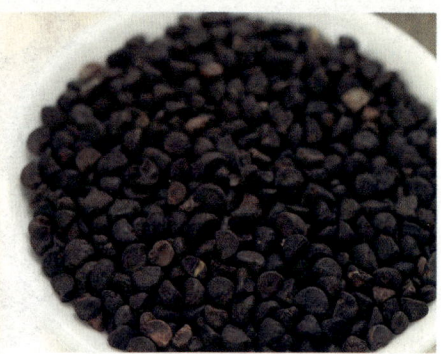

别名

二丑、黑白丑

性味归经

味苦、辛，性寒，归肺、肾、大肠经。

牵牛子是治腹水的常用药，少量使用能够通便，多量使用则泻下如水，分为表面灰黑色和淡黄色两种，前者称为黑丑，后者称为白丑。

保健功效

牵牛子具有泻下、逐水、杀虫、去积的功效，适用于积滞便秘、水肿、腹水以及痰湿壅肺引起的咳嗽喘急等症，同时也适用于蛔虫、姜片虫、绦虫等引起的虫积腹痛。

药理作用

牵牛子中含有的牵牛子苷在肠道内遇到胆汁及肠液可分解出牵牛子素，刺激肠道，并促进肠道蠕动，因此具有强烈的泻下作用，对于改善便秘十分有效。

国医小课堂

◎牵牛子有毒，不可过量服用，常用量为3～10克。牵牛子需打碎入煎剂。
◎孕妇忌用。
◎体质虚弱、脾胃虚弱或气虚腹胀者不宜用。
◎用于痰湿壅肺引起的咳嗽喘急时，只可暂用，不宜久服。

第二节 民间便方

□ **决明子茶**

【配方】决明子500克。

【做法】将决明子洗净，晒干或烘干，放入锅中，置火上炒至微有香气，取出，放凉，瓶装备用。

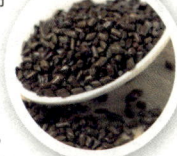
决明子

【用法】每次取炒决明子30克，放入杯中，加适量沸水冲泡，一般可冲泡3～5次。也可用水煎沸代茶饮用。

【功效】养肝明目，泻热通便。

□ **黑木耳芝麻饮**

【配方】黑木耳120克，黑芝麻120克。

黑芝麻

【做法】将黑木耳、黑芝麻各取一半炒熟，另一半生用。每次取用生熟混合的黑木耳和黑芝麻共15克，放入茶杯中，冲入适量沸水，盖上杯盖，焖15分钟即成。

【用法】代茶饮，每日1～2剂。

【功效】清热凉血，润肠通便用于便秘。

□ **黑芝麻人参饮**

【配方】人参5～10克，黑芝麻15克，白糖适量。

【做法】把黑芝麻捣烂备用，人参加水煎，去渣留汁，加入黑芝麻及适量白糖，煮沸后即可食用。

【用法】代茶饮。

【功效】润肠通便，滋养肝肾。

□ **生大黄饮**

【配方】生大黄4克，白糖适量。

【做法】将生大黄和白糖放入茶杯中，加入沸水冲泡。

【用法】代茶饮。

【功效】润肠通便。

□ **柏仁蜜茶**

【配方】柏子仁15克，蜂蜜适量。

【做法】将柏子仁打碎，煎煮取汁，将蜂蜜调入药汁中搅匀。

【用法】代茶饮，每日1剂。

【功效】润肠通便，益智安神。

□番泻叶决明饮

【配方】番泻叶3克，决明子30克。

【做法】将番泻叶、决明子放入有盖的杯中，用沸水冲泡。

【用法】代茶频饮，一般冲泡两次。

【功效】清热解毒，润肠通便。

禁忌 年老体弱及虚性便秘者不宜饮用。

□阿胶葱白蜜饮

【配方】阿胶10克，葱白4根，蜂蜜15克。

【做法】将葱白洗净，切成段，放入锅中，加适量水煮开后捞出，加入阿胶、蜂蜜炖化即成。

葱白

【用法】代茶饮。

【功效】润肠通便，补血养血。

□黄豆皮饮

【配方】黄豆皮120克。

【做法】将黄豆皮放入砂锅，水煎取汁。

【用法】代茶饮。

【功效】润燥通便，健脾宽中。

□菊槐茶

【配方】菊花、槐花、绿茶各3克。

【做法】菊花、槐花洗净，沥干水，与绿茶一同放入杯中，用开水冲泡片刻。

【用法】代茶饮。

【功效】清热降火，润肠排毒，清肝明目，止渴除烦。

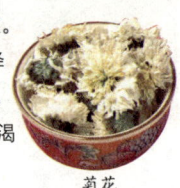
菊花

□麦冬饮

【配方】麦冬15~30克。

【做法】将麦冬放入茶杯中，用沸水冲泡，加盖稍焖即成。

【用法】代茶饮。

【功效】润肠通便，滋阴养肺，清心除烦。

□四仁通便茶

【配方】杏仁（炒）、松子仁、大麻子仁、柏子仁各9克。

【做法】将以上4味药捣烂，放入杯中，用沸水冲泡，加盖焖10分钟即成。

【用法】代茶频饮，当日饮完。

【功效】润肠通便，滋阴润燥。

□苦瓜绿茶

【配方】苦瓜1个，绿茶适量。

【做法】将苦瓜上端切开，挖去瓤，装入绿茶，把瓜挂于通风处阴干。将阴干的苦瓜洗净，连同绿茶切碎，混匀，每次取10克放入杯中，以

苦瓜

沸水冲泡。

【用法】代茶饮，每日1剂。

【功效】清热祛燥，润肠通便，利尿除烦。

□ 首乌蜂蜜茶

【配方】生首乌400克，蜂蜜100克。

【做法】将生首乌洗净，晒干或烘干后研末，调入蜂蜜，拌和均匀即成。

【用法用量】每晚睡前或晨起空腹时以温开水送服20毫升。

蜂蜜

【功效】养血润肠，预防并改善便秘。

□ 芝麻杏仁饮

【配方】黑芝麻10克，甜杏仁8克，冰糖适量。

【做法】黑芝麻洗净，用小火烘干；杏仁洗净，控干水分。将黑芝麻与杏仁一同放入茶杯中，用沸水冲泡，加入冰糖溶化即成。

【用法】代茶饮。

【功效】润肠通便，润肺止咳。

□ 菊花甜酒

【配方】菊花1500克，白酒2500毫升，白糖250克。

【做法】菊花洗净，晒干，浸入盛有白酒的坛内，加入白糖，密封15天左右即成。

【用法用量】每次饮25～30毫升，每日1次。

【功效】舒筋活血，润肠排毒。

□ 桃仁米酒

【配方】桃仁60克，米酒100毫升。

【做法】将桃仁捣烂，用米酒浸10天即可服用。

【用量】每日服3次，每次30毫升。

【功效】润肠祛燥，预防便秘，改善排便不畅。

□ 麻仁茴香葱白饮

【配方】大茴香7个，火麻仁15克，葱白7个。

【做法】将大茴香、火麻仁、葱白一同捣碎，加水煎20分钟，略沉淀，取上面鲜汤喝。

【用法】上下午分饮。

【功效】润肠通便。

□ 韭菜白酒饮

【配方】韭菜汁1杯，酒半杯。

【做法】将韭菜汁、酒及半杯水混匀即可。

韭菜

【用法】晨起顿服。

【功效】养阳散结，润肠通便。

❗禁忌 胃炎及消化性溃疡患者忌用此方。

□李干蜜酒

【配方】李子干400克,蜂蜜100克,酒1800毫升。

【做法】将李子干及蜂蜜一同加入酒坛中,浸泡2~3个月后过滤备用。

【用法用量】每次服10毫升,每日2次。

【功效】润肠,通便,排毒。

□蜂蜜盐水饮

【配方】蜂蜜30克,盐1克。

【做法】将蜂蜜、盐放入杯中,以温开水冲泡,调匀即成。

【用法】晨起顿服。

【功效】滋阴补中,润肠通便。

!禁忌 肾炎患者及浮肿者忌用。

□鱼腥草蒸猪大肠

【配方】鲜鱼腥草150克,猪大肠200克,盐适量。

【做法】将鱼腥草塞入猪大肠内,用线系紧,加入盐进行调味,隔水蒸熟。

【用法】直接食用。

【功效】此妙方可以缓解肠燥引起的便秘。

□黄芪苏麻粥

【配方】火麻仁、苏子各50克,黄芪10克。

【做法】将火麻仁、苏子、黄芪烘干研末,加水适量,搅匀,待粗粒下沉后,取药汁。

【用法】代茶饮。

【功效】可缓解气虚型便秘。

□番泻叶蜂蜜茶

【配方】番泻叶、蜂蜜各适量。

【做法】将番泻叶用沸水冲泡,加入蜂蜜调匀即可。

【用法】直接饮用。

【功效】改善肠燥便秘的症状。

□决明苁蓉饮

【配方】决明子15克,肉苁蓉10克。

【做法】将决明子、肉苁蓉放入锅中并加入500毫升水,先用中火煮滚,再转小火煮10~15分钟取汁即可。

【用法】代茶饮。

【功效】肉苁蓉可滋润肠道,帮助肠胃蠕动。决明子有泻下及滋阴补虚的作用。

□芝麻杏仁糊

【配方】黑芝麻30克,杏仁50克,冰糖或蜂蜜适量。

【做法】将黑芝麻磨成粉状,杏仁捣碎,加水同煮。

杏仁

【用法】依个人喜好加入冰糖或蜂蜜即可食用。

【功效】黑芝麻与杏仁都含有丰富的油脂,可以润肠通便;蜂蜜也有润肠作用。

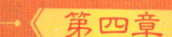

第四章

专家推荐的 22道高纤维家常菜

◎**煮**：容易使水溶性维生素和部分矿物质溶于汤中。
◎**炖**：可使水溶性维生素溶于汤内，同时也会破坏一部分维生素。
◎**蒸**：容易使水溶性维生素溶于汤中，但通常情况下矿物质不会流失。
◎**焖**：一般情况下，营养素损失的多少与焖的时间长短成正比。
◎**烤**：维生素受到的破坏较大，还会损失一部分脂肪。需要注意的是，如用明火烤，还可能产生某种致癌物。
◎**熏**：维生素会受到破坏，还会损失一部分脂肪，甚至会产生致癌物。
◎**炸**：营养素破坏较严重。蛋白质会因高温而严重变性，脂肪也因油炸而失去功能。
◎**煎**：目前还没有发现这种烹调方式对维生素及其他营养素有严重的破坏性。

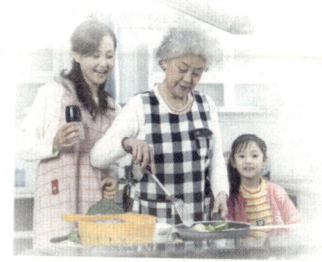

不同的烹调方式对食物中的营养成分影响也不同，容易便秘的人应尽量选用炒、蒸、煮、炖等较为健康的烹调方式

西芹炒百合

材料 西芹400克，鲜百合100克

调料 盐、味精、香油、水淀粉各1小匙，白糖少许

做法

1. 西芹去筋、洗净、切段；百合去黑根，掰成小瓣备用。2. 锅置火上，加适量清水，先放少许盐、味精烧沸，再下入西芹、百合烧透，捞出沥干备用。3. 油锅烧热，先下西芹、百合略炒，再调入盐、味精、白糖翻炒均匀，然后用水淀粉勾芡，淋入香油即可。

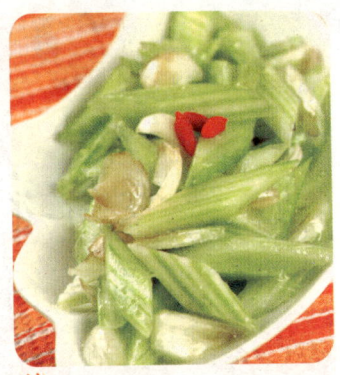

营养师小叮咛 西芹含有丰富的膳食纤维，可促进胃肠蠕动，改善便秘。百合具有滋阴润燥的作用，可预防大便燥结。

芹菜炒熏干

材料 芹菜300克，熏干3块，葱花适量

调料 盐、鸡精、剁椒各少许

做法

1. 芹菜洗净，切丝；熏干切细条。将芹菜丝放入沸水中余烫一下，沥干水分，备用。2. 油锅烧热，爆香葱花，先炒熏干条，加入鸡精、少许水翻炒。3. 再加入芹菜丝同炒至熟，再加入少许盐、剁椒调味后出锅即成。

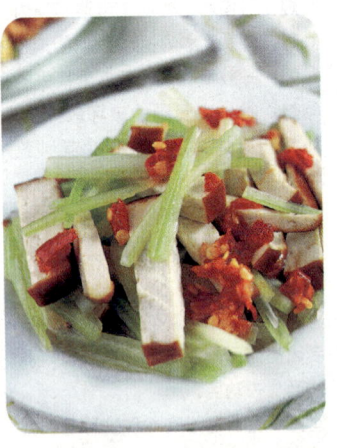

营养师小叮咛 芹菜中含有膳食纤维及多种水溶性维生素、矿物质等营养成分，不但能为人体提供营养，还能促进肠道蠕动，预防便秘。

西芹炒杏仁

材料 西芹200克，杏仁150克，胡萝卜100克，玉米粒适量

调料 蒜蓉汁、盐、味精、高汤各适量

做法

1. 西芹撕去筋后，切小粒，入水汆烫后捞出，立刻冲凉水，以保持翠绿；胡萝卜切丁备用。2. 热锅下两大匙油，爆香蒜蓉汁，放入杏仁，炒至稍泛黄色时加入西芹粒、胡萝卜丁、玉米粒翻炒。3. 加少许高汤，下味精、盐调味，炒匀即可。

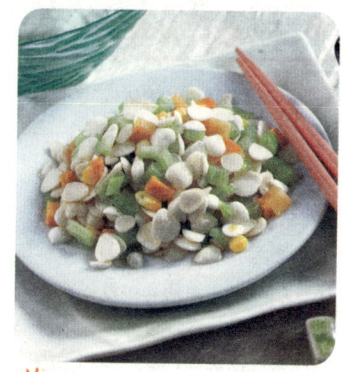

营养师小叮咛 烹制这道菜时，芹菜叶也不应扔掉，因为芹菜叶与芹菜一样富含膳食纤维，是排毒高手，可以预防便秘。

芹菜炒土豆

材料 土豆150克，芹菜100克，豆腐干、花生米各50克，葱花、蒜末各适量

调料 大料半个，酱油、盐各适量，味精少许

做法

1. 土豆去皮，洗净，切丁，下入沸水锅中煮至六分熟时捞出，过凉水；芹菜切丁；豆腐干切成丁，花生米与大料一同放入锅中煮熟。2. 油锅烧热，炒香葱花、蒜末，下入土豆丁，大火翻炒几下。3. 烹入酱油、盐，土豆上色后，倒入芹菜、豆腐干、花生米翻炒，炒熟后加入味精即可出锅。

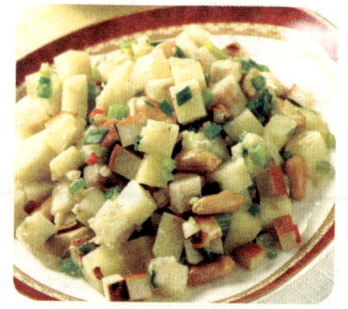

营养师小叮咛 土豆、芹菜中含有丰富的膳食纤维，花生米中含有对人体有益的脂质，几种食材搭配起来，可以起到滑肠、预防便秘的作用。

核桃仁炒韭段

材料 韭菜350克，核桃仁150克

调料 盐适量

做法

1.韭菜洗净，切段，备用。2.锅置火上，倒入适量的油烧热，下核桃仁炸黄，取出，备用。3.另起油锅，放入韭菜段翻炒，待韭菜呈深绿色时，放入核桃仁，炒熟后用盐调味即可。

营养师小叮咛 韭菜中的膳食纤维可促进肠道蠕动，核桃中富含的脂肪酸具有滑肠的作用。二者搭配食用，可预防大便秘结。

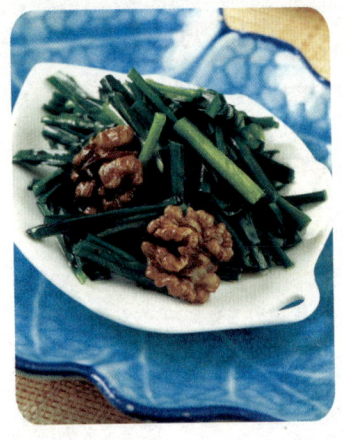

清炒苦瓜

材料 苦瓜1根，红辣椒1个

调料 盐、味精、白糖各少许

做法

1.苦瓜对剖，去子，洗净，切厚片；红辣椒去蒂、子，洗净，切粗条。2.锅内放油烧热，放入苦瓜片爆炒至九分熟。3.放入红辣椒条、盐、白糖，炒至入味，放入味精炒匀即可。

营养师小叮咛 苦瓜具有清热凉血、养血益气、排毒润肠的功效，可预防便秘，并能帮助人体清除肠道中的宿便，排出肠道中的毒素。另外，这道清炒苦瓜不但能预防并改善便秘，还能抑制青春痘的生成。

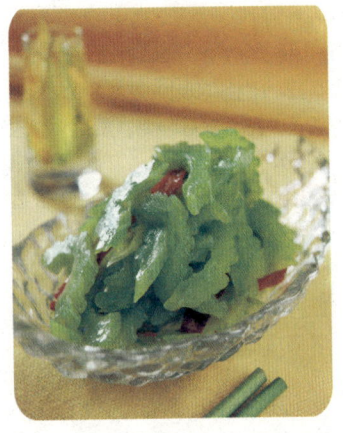

西红柿木耳炒山药

材料 山药250克，西红柿100克，水发黑木耳50克，葱、姜、香菜段各适量

调料 盐、味精、鸡精、白糖、醋、香油各适量

做法

1. 黑木耳、西红柿洗净，均切成块。
2. 山药削去皮，洗净，切成菱形片，入凉水锅中，煮至微变透明时捞起，备用。
3. 油锅烧热，下葱、姜爆香，放入西红柿、黑木耳煸炒，加入山药，调入盐、味精、鸡精、醋、白糖，快速翻炒均匀，撒入香菜段，淋上香油，装盘即可。

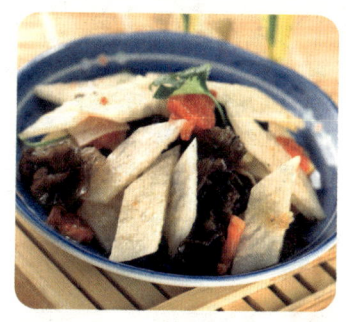

营养师小叮咛 黑木耳具有排毒清便的功效，与山药搭配，具有很好的预防便秘作用。

白果炒木耳

材料 水发黑木耳350克，鲜白果100克，葱末、姜末各适量

调料 盐、味精各适量

做法

1. 黑木耳洗净，切片；白果洗净。
2. 将黑木耳、白果一同放入沸水锅中氽烫，捞出沥干。
3. 油锅烧热，放葱末、姜末炒香，再放入白果、黑木耳翻炒，最后加盐、味精炒匀即可。

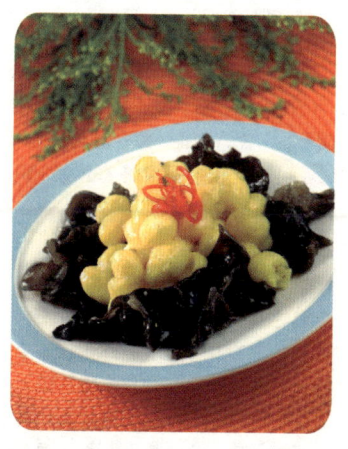

营养师小叮咛 黑木耳中含有的大量黏液是膳食纤维的一种，可帮助人体清除肺部及肠道的毒素，防止肠壁因干燥而附着食物残渣，促进肠道蠕动，增强肠道活力，预防便秘。

蚝油素什锦

材料 香菇6朵,草菇2朵,生面筋、小白菜各100克,水发黑木耳50克,银耳20克,玉米笋段、胡萝卜片各适量

调料 蚝油两大匙,白糖半小匙,盐适量

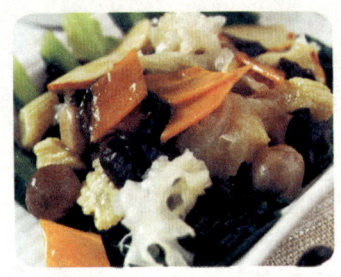

做法

1.将香菇、草菇浸软,洗净;生面筋切块;黑木耳、银耳均泡发,洗净;小白菜洗净备用。2.将锅置火上,注入适量水烧滚,加入油、盐,放入小白菜汆烫后,捞出沥干,排放于盘上。3.油锅烧热,放入香菇、草菇炒香,加入其他材料及蚝油、白糖、盐,以小火炒约10分钟,淋于小白菜上即可。

营养师小叮咛 黑木耳、银耳、玉米都可促进肠道蠕动,预防便秘。

黑木耳炒海带

材料 海带、水发黑木耳各200克,胡萝卜50克,生姜、葱各适量

调料 盐、味精各少许,鸡汤150克,料酒1小匙,水淀粉1大匙

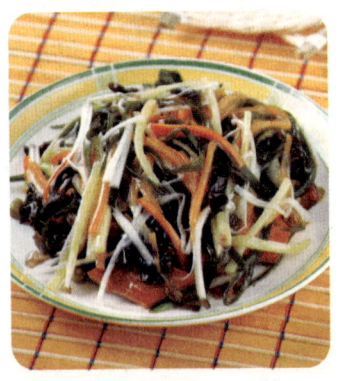

做法

1.海带切丝;黑木耳洗净,切丝;胡萝卜洗净,切丝;生姜切丝;葱切丝。2.锅内加水烧开,放入姜丝、黑木耳丝、海带丝汆烫片刻,捞起,备用。3.另起油锅烧热,放入姜丝稍爆,放入黑木耳丝、海带丝、胡萝卜丝,淋入料酒,调入鸡汤、盐、味精炒至刚熟,用水淀粉勾芡,撒上葱丝即可。

营养师小叮咛 海带与黑木耳中的黏液都有滑肠作用,可防止大便燥结,促进排便顺畅。

核桃银耳汤

材料 水发银耳、核桃仁、葡萄干各50克

调料 水淀粉、白糖、蜂蜜各适量

做法

1. 银耳洗净,摘成小朵,加适量白糖、清水,装入碗中,上笼蒸至软糯;核桃仁掰成小块,炒香;葡萄干洗净,备用。2. 锅内放清水、核桃仁、葡萄干,烧开后改用中火煮约20分钟,改用大火,加入银耳、蜂蜜、白糖,烧开后用水淀粉勾芡即成。

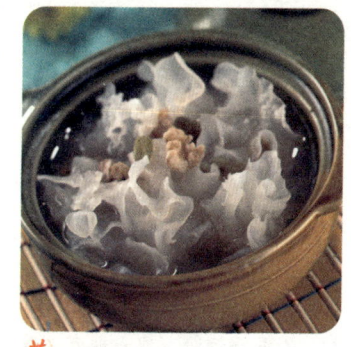

营养师小叮咛 银耳、核桃都是预防及改善便秘的理想食材,与富含铁质与钙质的葡萄干搭配起来,不仅能保持排便通畅,还能补气血,预防贫血。

三色小炒

材料 尖椒、香菜各200克,洋葱丝150克,热狗肠少许

调料 盐、醋、糖各适量

做法

1. 尖椒洗净,切丝;香菜洗净,切段;热狗肠切丝。2. 起锅热油,先放入洋葱丝和热狗肠,炒出香味以后,倒入尖椒丝,加盐、醋、糖,炒匀,加入香菜段,迅速翻炒,出锅。

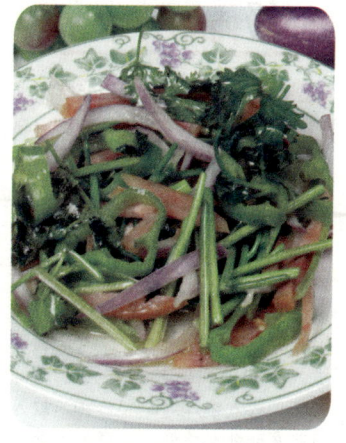

营养师小叮咛 尖椒、香菜、洋葱都是富含纤维质的食物,可促进肠道蠕动,为胃肠提供维生素与矿物质,活化肠道,防止大便干燥,预防便秘。但上火及热性体质者应少吃。

魔芋炒西蓝花

材料 西蓝花200克，魔芋卷250克，蒜2瓣，红辣椒1个

调料 盐1小匙，白糖半小匙

做法

1. 蒜去皮，洗净，切末；西蓝花洗净，切小朵，魔芋卷洗净，捞起沥干；红辣椒洗净，切斜片，备用。2. 油锅烧热，放入蒜末、辣椒片爆香，加入西蓝花、魔芋卷，大火快炒至软，最后加入盐、白糖以及少许水，改小火煮至熟软，即可盛起。

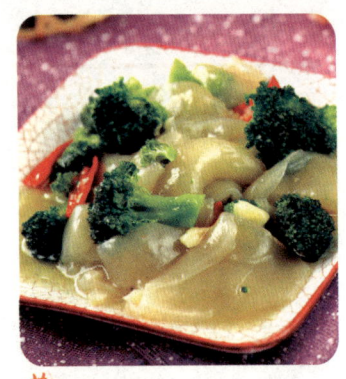

营养师小叮咛 魔芋是帮助人体排毒的"高手"，可清除宿便；西蓝花可为肠道提供新鲜的营养与水分，滋润肠道，预防便秘。

奶油银耳炒西蓝花

材料 西蓝花300克，银耳150克

调料 奶油、鸡油、盐、味精、料酒、水淀粉各适量

做法

1. 将银耳用温水充分泡发，去根，洗净，氽烫，捞出，沥干；西蓝花洗净，切小块，用沸水烫熟，捞出过凉。2. 锅置火上，放入适量清水，下奶油、味精、料酒，调好口味，放入银耳炒2～3分钟，放入西蓝花翻炒至将熟后，再投入盐，翻炒片刻后用水淀粉勾芡，淋上鸡油，炒匀即可。

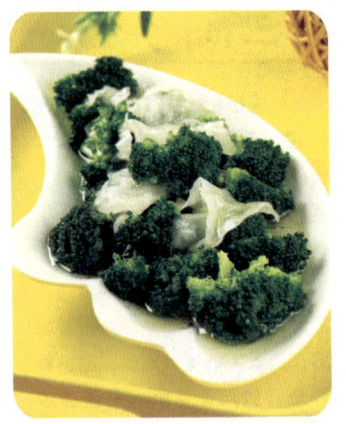

营养师小叮咛 西蓝花与银耳的黄金搭配，不但能缓解便秘，而且还可使肠道排出宿便后更好地吸收营养。

田园时蔬

材料 莲藕、山药、牛腿南瓜各100克,荸荠、芸豆各50克,小西红柿少许,葱花、姜片各适量

调料 盐、味精各适量

做法

1. 莲藕、山药、牛腿南瓜、荸荠去皮,均切成直径约为5厘米、厚约0.3厘米的半圆片,入沸水中氽烫一下捞出,过凉,沥干水分;芸豆择去两头和筋,小西红柿用沸水烫去外皮,对切成两半。2. 锅内放油烧热,将葱花、姜片微炒,放入做法1中处理好的材料,加盐、味精炒匀,装盘即成。

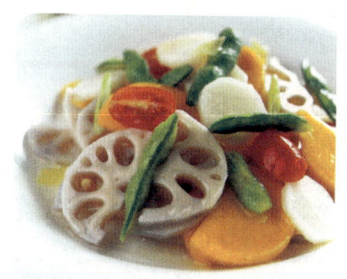

营养师小叮咛 莲藕具有清热凉血的作用,可改善因上火引起的便秘,与富含膳食纤维的山药搭配食用,可以更好地应对便秘。

西红柿香芹

材料 西红柿200克,西芹300克,香葱少许

调料 盐、味精、鸡精、番茄酱、香油、白糖各适量

做法

1. 西芹择洗干净,切成丝;西红柿洗净,切片备用;香葱洗净,切成花。2. 净锅上火,倒入色拉油烧热,下葱花爆香,放入西红柿煸炒成泥状,下入西芹炒至八成熟,调入盐、鸡精、白糖、番茄酱、味精,大火迅速炒至成熟。3. 淋上香油,装盘即可。

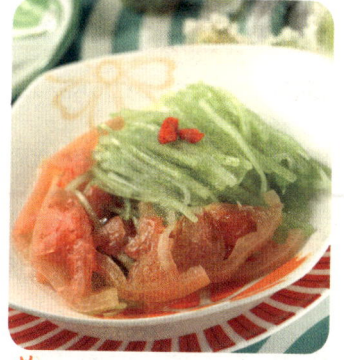

营养师小叮咛 西芹是高纤维食物,经肠内消化作用后会产生一种木质素。这类物质是一种抗氧化剂,可以帮助人体预防多种疾病,如便秘、高血压、动脉硬化等。

炒素三丝

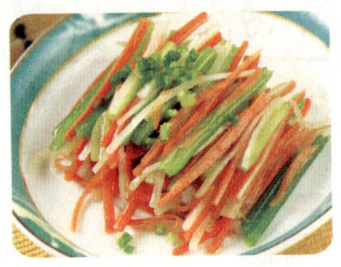

材料 胡萝卜、白萝卜各150克,芹菜100克,葱花、姜末各适量

调料 花椒10粒,醋1小匙,味精、水淀粉、盐各适量

做法

1.白萝卜、胡萝卜均洗净,切丝;芹菜择洗干净,切丝。2.将切好的白萝卜丝、胡萝卜丝、芹菜丝分别用沸水汆烫后,用凉水冲凉,沥干水分备用。3.炒锅加油烧至四成热,放花椒炒香,捞出花椒,用葱、姜炝锅,下三丝用大火翻炒,烹醋,加盐、味精,出锅前用水淀粉勾芡即可。

营养师小叮咛 胡萝卜含有植物纤维,吸水性强,在肠道中体积容易膨胀,可加强肠道的蠕动,从而起到通便的作用;白萝卜对消化系统疾病也有很好的食疗功效,如消化不良、便秘等。

清水白菜

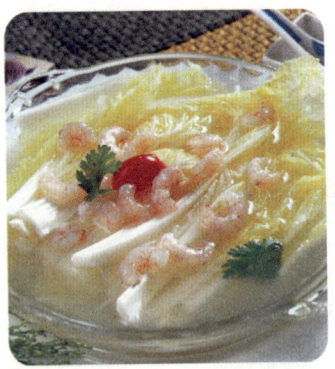

材料 白菜300克,虾仁150克,葱1根,香菜少许

调料 盐、味精各少许,胡椒粉适量,水淀粉两大匙

做法

1.白菜洗净,放入沸水中汆烫后立即捞起,晾凉,切成3厘米长的节;葱切小段;虾仁洗净;香菜洗净,切末,备用。2.油锅烧热,下虾仁炒黄,将白菜放入,加盐、味精、胡椒粉、葱稍炒,再加入和匀的水淀粉翻炒几下,撒上香菜起锅装盘即成。

营养师小叮咛 白菜含有丰富的膳食纤维,能起到润肠、排毒的作用,刺激肠胃蠕动,促进大便排出,预防并改善便秘。另外,白菜对预防肠癌也有良好的作用。

胡萝卜木耳炒白菜

材料 大白菜350克,胡萝卜100克,油菜、黑木耳各20克,葱花适量

调料 花椒、酱油、盐、味精、水淀粉各适量

做法

1.大白菜去叶留帮,切成小片;胡萝卜洗净,切片;黑木耳用温水泡发后洗净,撕成片;油菜洗净,备用。2.油锅烧热,放入花椒、葱花煸炒出香味,放入白菜片、胡萝卜片快炒,炒至七分熟时放入黑木耳、油菜,加酱油、盐、味精炒匀。3.用水淀粉勾芡,起锅装盘。

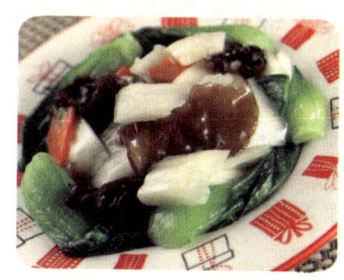

营养师小叮咛 黑木耳中的胶质可把残留在人体消化系统内胃肠道中的灰尘、杂质吸附集中起来排出体外,从而起到清胃涤肠的作用;黑木耳与大白菜、胡萝卜等食材搭配食用,对便秘具有更为理想的食疗作用。

银耳炒菠菜

材料 菠菜350克,银耳100克,蒜50克,葱末、姜末各适量

调料 盐少许

做法

1.菠菜洗净;银耳泡发,洗净,撕小朵;蒜去皮,切末,备用。2.锅内放水烧开,下菠菜,汆烫后捞出,去根,从中间一切两段。3.另起锅放油烧热,放入银耳、葱、姜、蒜末稍炒,再下菠菜,炒匀后,调入盐,拌炒均匀即可。

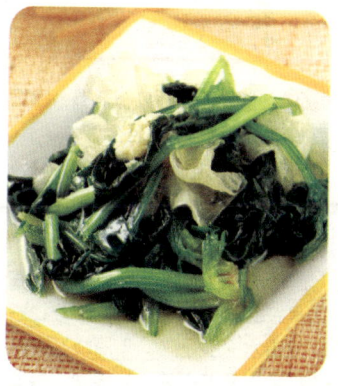

营养师小叮咛 银耳中的膳食纤维可促进胃肠蠕动,减少脂肪吸收,不仅能预防便秘,还具有减肥的功效。菠菜同样含有大量的膳食纤维,具有促进肠道蠕动的作用,利于排便,且能促进胰腺分泌,帮助消化。

黑木耳炒苦瓜

材料 苦瓜250克，水发黑木耳、洋葱各100克

调料 盐、味精、白糖、香油各适量

做法

1. 将苦瓜洗净，去子，切片，用清水浸泡，捞起控干水分。2. 水发黑木耳、洋葱均切块，备用。3. 锅置火上，放油烧热，下洋葱炒香，放入苦瓜煸炒，再下入黑木耳，调入盐、白糖、味精迅速翻炒均匀。4. 淋上香油，装盘即可。

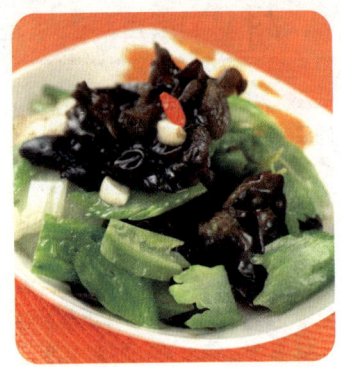

营养师小叮咛 苦瓜具有清热解毒、补肾健脾的功效，对因上火引起的大便燥结具有很好的食疗作用，与黑木耳搭配，效果更佳。

翡翠莲藕

材料 莲藕300克，红椒适量，嫩蚕豆10粒，葱花、姜片各少许

调料 盐、胡椒粉、香油各1小匙，味精半小匙，米醋半大匙

做法

1. 莲藕洗净，去皮，切成块，泡在水里；红椒去子，切成菱形片；蚕豆用沸水余烫一下。2. 油烧至四成热，下入葱花、姜片略煸炒；再放入莲藕，炒至断生。3. 放入红椒、蚕豆继续炒，待红椒变色时放盐、米醋、胡椒粉炒匀，放入少许香油、味精炒匀即可。

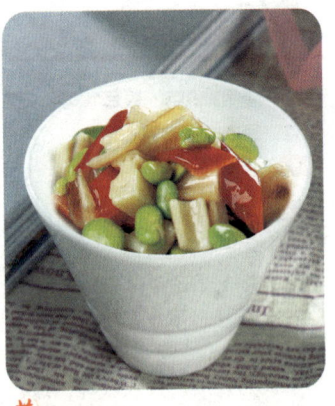

营养师小叮咛 莲藕具有清热凉血、润肠排毒的作用，是预防便秘的理想食材，便秘者可常食，但寒性体质者不宜过多食用。

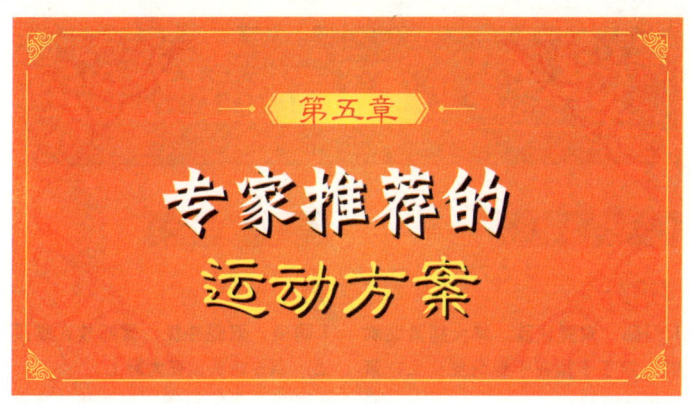

第五章
专家推荐的运动方案

运动可增加腹肌张力，促进胃肠蠕动，改善排便动力不足的状况。晨起散步、慢跑、深呼吸、活动腰肢等运动，不仅有利于强壮身体，而且还可使胃肠活力增加、增加食欲，使膈肌、腹肌、肛门肌都得到锻炼，提高排便辅助肌的收缩力；另外，还能促进肠道的蠕动能力，因而提高排便动力，预防并改善便秘。

运动要结合个人的年龄、性别、体质、兴趣等情况，选择适合自己的锻炼方式，坚持下来，假以时日，就可自然地防治便秘了。

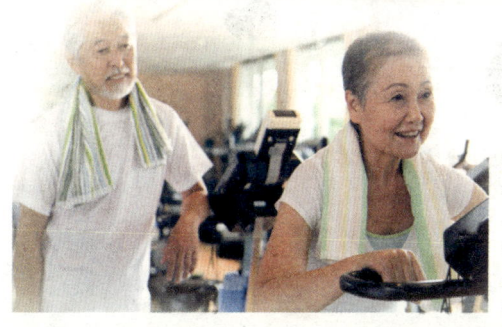

相对而言，老年人更容易便秘，只要平时多运动、锻炼，就能在很大程度上预防并缓解便秘

第一节 改善便秘的瑜伽操

摇摆式

体验步骤

1. 仰卧，双腿屈膝，将大腿紧贴胸部，双手十指在小腿前侧交叉，紧紧抱住双腿。
2. 抬起头部，收紧腹部，让身体前后摇摆。在摇摆的过程中，双手要抱紧双腿，保持自然的呼吸。前后摇摆5次。
3. 坐起，双手尽量抱紧双腿。

健康功效

这个姿势有助于按摩胃部及腹部，促进肠胃蠕动，帮助消化，预防便秘，帮助排出肠胃中的废气。

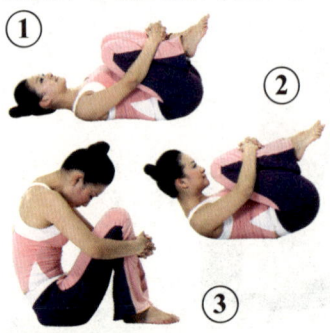

蛇击式

体验步骤

1. 跪坐，双腿并拢，臀部放在脚跟上，双手自然放在大腿上。
2. 呼气，身体前倾，将臀部从脚跟上抬起，手臂贴地前伸，下巴点地。
3. 吸气的同时，将胸部缓缓向前移动。当胸部不能再向前移动时，深吸气并伸直双臂，放低腹部直到两大腿接触地面为止。挺胸，头后仰，使背部成凹拱形，两眼注视上方。正常呼吸，保持10～20秒。

健康功效

增强消化功能，预防便秘。

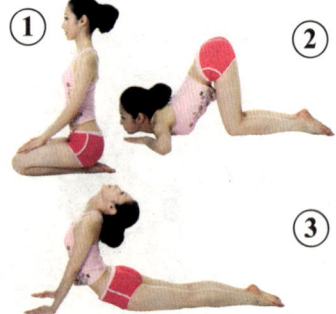

腰躯转动式

体验步骤

1. 站立,双腿分开大于肩宽,身体挺直。双手十指在体前交叉,手掌朝上。吸气,双臂上举过头顶,伸直,转动手腕,让掌心向上。
2. 呼气,上身前倾,直到与地面平行。眼睛看向双手的方向,保持10秒以上。
3. 上身保持与地面平行,吸气,将上身慢慢转向身体的右侧。呼气,将身体转向身体的左侧。把左右转动的动作重复做4次。

健康功效

　　腰躯转动式可按摩腹部器官,有助于脏腑健康,还能促进肠道蠕动,清除肠道中的宿便。这个动作还能减掉侧腰部多余的脂肪;防止和矫正各种不良的姿势,塑造端正优美的体态。经常练习,还能改善腰部和髋关节的僵硬。

贴心提醒 ◎保持顺畅的呼吸,把注意力放在腹部。
◎脊柱及腰部疼痛者慎做这个体位。

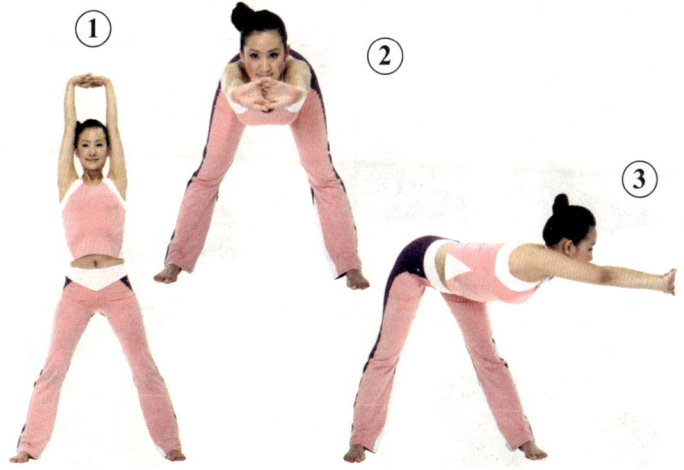

行动式

体验步骤

1. 跪坐，臀部落坐在双脚跟上，双手放在身后，手指交叉相握，上身保持挺直。
2. 吸气，上身往后仰，双手尽量贴近脚心。
3. 呼气，身体向前弯曲，使胸、腹部贴在大腿前侧。额头触地，双手相握上举。
4. 吸气，挺起上身，恢复到第一步的动作，然后将双手向左移动，上身及头部向右移动。另一侧也如此。

健康功效

这个体位能刺激并活化肠胃消化系统，改善便秘状况，促进宿便排出。该体位对腰酸背痛、电脑族肩膀酸痛、肠胃消化系统失衡等有较好的效果，还能放松精神，缓解压力。经常练习这组动作还能矫正上背部脊柱弯曲，充分伸展背部，紧实背部肌肉，美化背部线条。

贴心提醒
◎将注意力放在伸展的背部，感受骨骼和肌肉的伸展。
◎膝部不适者不宜练习这组动作。

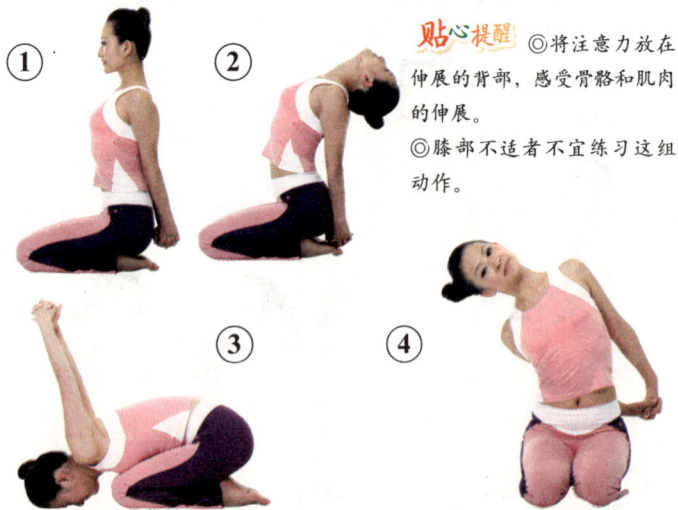

身腿结合式

体验步骤

1. 仰卧，双腿并拢，两手掌心向下，放在身体两侧。
2. 吸气，双腿向上伸直，与地面保持垂直。
3. 呼气，慢慢抬起两髋和下背部，将两腿伸至头顶上方，脚尖着地。
4. 两膝弯曲，将大腿移向前胸，双膝触地，并与双肩接触，两脚背平放到地上。双手放在双腿侧，掌心向上。正常呼吸，保持该动作30秒以上。

健康功效

该体位法能按摩腹部器官和性器官，对肠道、心脏、双腿和躯干来说，也都有较好的影响。

该体位法能改善便秘状况，帮助身体排出宿便，从而起到排毒作用，防止毒素沉积而导致青春痘、肤色暗沉、肌肤粗糙等肌肤问题。另外，经常练习，还能锻炼背部肌肉，美化背部线条。

贴心提醒 ◎保持呼吸，将注意力集中到背部，让背部得到伸展。
◎小心因背部拉伸过度而受伤。

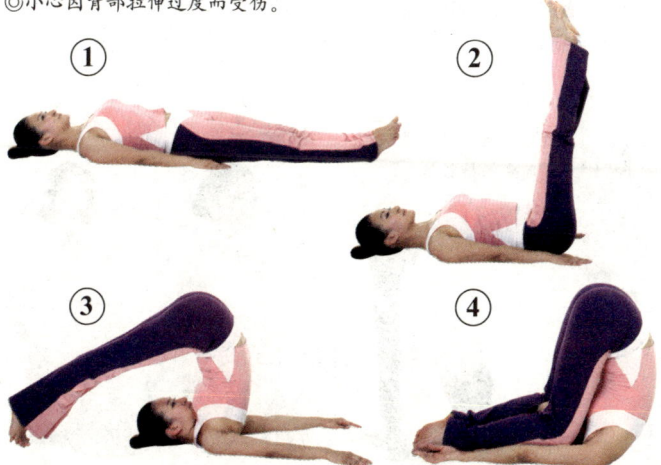

铲斗式

体验步骤

1. 站立，两腿尽量舒适地分开，双臂上举、伸直，与地面垂直，掌心向前。
2. 呼气，将上身躯干缓缓地向下弯曲，头及双臂在两腿间摆动，上身尽量放松。

健康功效

铲斗式能按摩内脏器官，按摩肠道，缓解便秘状况，促进粪便排出。另外，经常练习该体位还能促进血液循环，有助于兴奋脊椎神经，使整个身体充满活力。这个姿势还可促进头部、面部的血液循环，滋润面部肌肤，改善肤色暗沉，保持头脑清醒。

贴心提醒 保持正常呼吸，注意手臂一定要保持放松。

腹部按摩式

体验步骤

1. 跪坐，抬起左膝，将左脚掌放在地面上，双手放在身体两侧。
2. 左手放在背后，右手放在左臀部，将上身尽量转向右侧。另一侧也如此。

健康功效

这个姿势能按摩腹部器官，清洁肠胃，对改善便秘、消化不良有很好的效果。这个姿势还能放松脊柱，增强它的弹性，使其更健康；还能放松僵硬的颈部，使上身线条看起来更加柔和。

贴心提醒 胃部不适者及刚刚做过腹部手术者不宜练习这组动作。

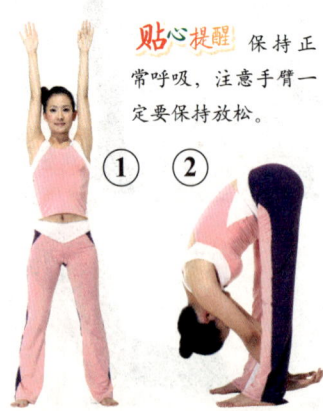

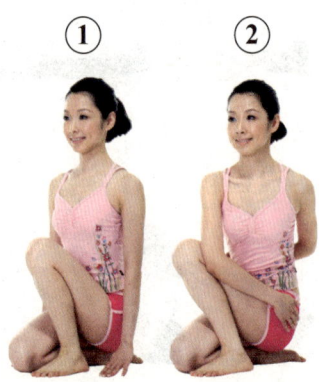

鸭步走

体验步骤

1.蹲下,脚跟抬起,脚尖点地。手臂伸直,放在身体两侧。
2.一面保持蹲下的姿势,一面向前步行。左脚脚掌着地,右脚脚趾着地。
3.换另一侧做同样的动作。注意每行一步都要用膝盖触碰地面一次。

健康功效

做这个练习能促进消化,改善消化不良状况,对便秘有良好的缓解作用。另外,经常练习这组动作还能促进两腿的血液循环,锻炼腿部,有利于强健腿部肌肉,美化腿部线条。

贴心提醒 ◎腹部不适者及刚刚做过腹部手术者不宜练习这组动作。◎膝盖有损伤者也不宜练习这组动作。

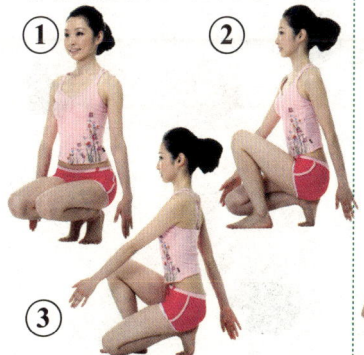

花环式

体验步骤

1.蹲下,上身挺直,脚掌着地,两脚跟靠拢,两脚尖略外展,双臂放到身体两侧。
2.呼气,上半身前倾,屈肘,腋窝展开,盖住双膝内侧,两手抓住两脚踝的背后,头向后仰。
3.呼气,上半身继续前倾,额头点地。正常呼吸,保持这个姿势约20秒。

健康功效

这个体位能充分按摩腹部肌肉和器官,有助于消除便秘,改善消化不良,帮助将血液输送到骨盆区域,从而缓解月经期间产生的生理痛。

贴心提醒 女性生理期慎做该体位。

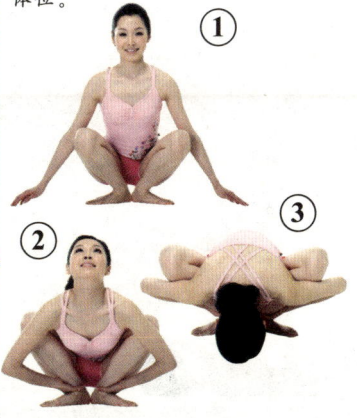

侧犁式

体验步骤

1. 仰卧，双腿并拢伸直，双手放在身体两侧，掌心向下。
2. 吸气，将双掌轻轻用力往下按，同时收紧腹部，举起双腿，使之与地面垂直，保持双腿并拢，双膝绷直。
3. 呼气，双手放在背部中间位置，轻轻推背部。双腿向头顶后方伸展，脚尖着地。
4. 呼气，将双腿转向右侧。正常呼吸，保持20秒。再将腿转向左侧，同样保持20秒。

健康功效

这组动作能通过刺激腹部，防治肠胃胀气，促进消化，防治便秘，同时也能帮助缓解各种头痛、痔疮和糖尿病。经常练习这个体位能促进血液循环，使血液流入头部，滋养面部和头皮；还能使背部以及整个身体都得到伸展，有助于燃烧腰部、髋部和腿部的脂肪。

贴心提醒 ◎颈部有损伤者不宜练习这个体位。
◎初学者应在专业瑜伽教练的指导下进行练习。

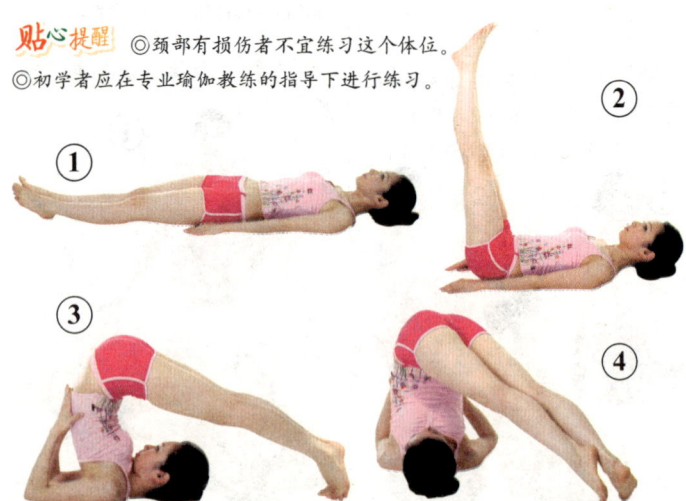

单腿背部伸展式

体验步骤

1. 正坐，双腿并拢向前伸直，双手自然地放在身体两侧，上身挺直。
2. 屈左膝，脚跟尽量紧靠会阴处，同时将脚心贴在右大腿内侧。上身前倾，双臂伸直，双手握住右脚脚趾。
3. 吸气，双手拉住伸直的右腿，收缩腹部，仰头，眼睛向上看。
4. 呼气，上半身慢慢前屈，双肘向外稍用力，帮助躯干放低。先是腹部，然后是胸部、脸部、前额，放松颈部，最终将额头贴在右侧小腿上。保持这个姿势10秒，然后稍稍休息换另一侧重复做。

健康功效

这个姿势能按摩腹部器官，维持正常的消化和排泄，防治胃部胀气、便秘等肠胃疾病；消除疲劳，舒缓紧张的精神，改善更年期烦躁症状；美化腿部线条，消除腰部赘肉，还能使背部肌肉得到锻炼，塑造优美的背部线条。

贴心提醒

◎集中注意力，感觉自腰部向前、向上的伸展。
◎初学者应在专业瑜伽教练的指导下进行练习。

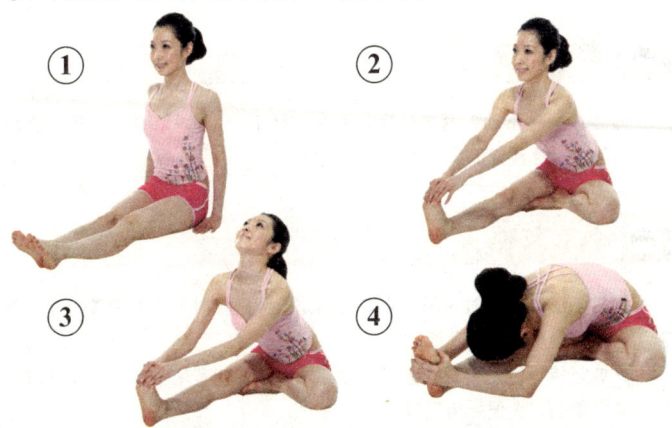

第二节　小动作自愈操

生活中的一些小动作，不用花费额外的时间和精力，就能赶走便秘，使排便更顺畅。经常便秘的人不妨一试。

晃动臀部

大便时将臀部轻轻上下晃动，经过一段时间，大便就会顺着肠壁往下滑落排出，不需要用力屏气。

转腰

两手叉腰，将腰腹部从直立位置向左、向前、向右、向后扭腰，即按顺时针方向平转，再按相反方向转动，反复进行5～10分钟。

两脚下蹬

仰卧，上肢不动，两腿伸直，两脚交替下蹬，每秒蹬1次，每只脚蹬100～200次，体能好的可增加下蹬的次数。

收腹鼓腹

平时要形成吸气时收腹的习惯，因为气经脐孔时可进入胸腹；呼气时鼓腹，气可由胸腹经脐孔而出。

只要坚持一段时间，就会感觉腹部发热，肠鸣音增强，从而使呼吸平顺，食欲增强，大便转为正常。

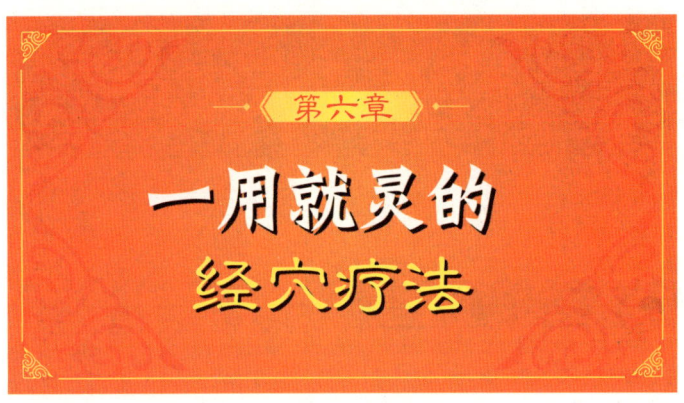

按摩、刮痧、拔罐的禁忌

□按摩的禁忌

◎女性处于经期及妊娠期时，不宜对腹部、腰骶部和髋部进行按摩；另外，孕妇不能按摩肩井、合谷、三阴交和昆仑等穴。
◎年老体弱或因长期患病而导致身体极度虚弱的危重患者不宜按摩。
◎皮肤损伤及患皮肤病者不可进行按摩。
◎因急性软组织损伤而导致局部组织肿胀的患者不可立即按摩。

□刮痧的禁忌

◎患有出血倾向疾病的患者，一定要慎用刮痧疗法。
◎皮肤敏感者应慎用此疗法。另外，皮肤表面长疮或有破损者也应禁刮。
◎年老体弱者、过度疲劳及醉酒、过饥、过饱者皆应禁刮。

□拔罐的禁忌

◎凡患有重病的患者，如重度心脏病、全身性水肿、高热等，皆应禁拔。
◎正处于月经期的女性，极度衰弱者，醉酒、过度疲劳、过饥、过饱、过渴者，全身性皮肤病、吸拔部位有静脉曲张者，癌症患者，有外伤者，都应禁拔。另外，孕妇的腰骶部和腹部等部位也要禁用拔罐疗法。

第一节 推拿按摩

身体按摩疗法

特效穴位

□肝俞

【巧妙取穴】在背部,第九胸椎棘突下,旁开1.5寸处。

【主治疾病】◎肝炎、胆囊炎、黄疸、胁痛。◎胃炎、胃痉挛、吐血、便秘。◎神经衰弱、眩晕、癫痫、狂症。◎月经不调。◎眼睑下垂、目赤、视物不清、夜盲、鼻出血。

【按摩手法】用拇指指腹按揉并做环状运动,每次3分钟,每日两次。

□脾俞

【巧妙取穴】在背部,第十一胸椎棘突下,旁开1.5寸处。

【主治疾病】◎胃痛、胃溃疡、胃炎、胃下垂、呕吐、腹胀、泄泻、痢疾、便秘、便血、消化不良。◎黄疸、肝炎。◎背痛。◎水肿。◎糖尿病。

【按摩手法】用拇指指腹按揉并做环状运动,每次3分钟,每日两次。

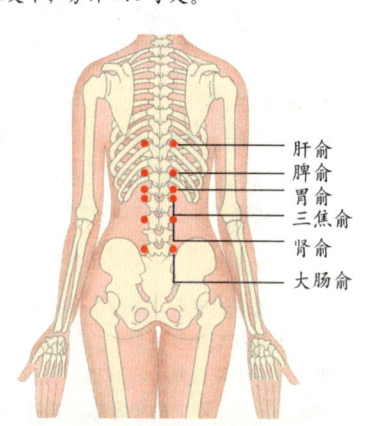

肝俞
脾俞
胃俞
三焦俞
肾俞
大肠俞

□胃俞

【巧妙取穴】在背部,第十二胸椎棘突下,旁开1.5寸处。

【主治疾病】◎胃痛、胃下垂、胃痉挛、呕吐、腹胀、肠鸣、便秘。

◎胸胁痛。◎胰腺炎、糖尿病。

【按摩手法】用拇指指腹按揉并做环状运动,每次3分钟,每日两次。

□三焦俞

【巧妙取穴】在背部,第一腰椎棘突下,旁开1.5寸处。

【主治疾病】◎腹胀、肠鸣、胃炎、肠炎、泄泻、痢疾、大便燥结。◎水肿、小便不利、肾炎、腰背疼痛。◎神经衰弱。

【按摩手法】用拇指指腹按揉并做环状运动,每次3分钟,每日两次。

□肾俞

【巧妙取穴】在背部,第二腰椎棘突下,旁开1.5寸处。

【主治疾病】◎水肿、遗尿、小便不利、肾炎、尿路感染、腰痛、尿毒症。◎耳鸣、耳聋。◎月经不调、白带异常。◎遗精、阳痿。◎半身不遂。◎便秘。

【按摩手法】用拇指指腹按揉并做环状运动,每次3分钟,每日两次。

□大肠俞

【巧妙取穴】在背部,第四腰椎棘突下,旁开1.5寸处。

【主治疾病】◎腹胀、泄泻、肠出血、便秘、痢疾、阑尾炎、痔疮。◎腰痛、坐骨神经痛。◎脚气病(脚气病为维生素B_1缺乏症,症状表现为多发性神经炎、食欲不振、大便秘结,严重时可出现心力衰竭,称脚气性心脏病)。

【按摩手法】用拇指指腹按揉并做环状运动,每次3分钟,每日两次。

□承山

【巧妙取穴】在小腿后面,委中与承山的连线上,当伸直小腿时,腓肠肌肌腹下出现的尖角凹陷处。

【主治疾病】◎腰腿拘急疼痛、下肢麻痹、半身不遂、腓肠肌痉挛、坐骨神经痛、下肢瘫痪。◎痔疮、便秘。◎脚气病。

【按摩手法】用双手拇指指腹按压此穴,注意按压时用力要稍重,每次5分钟,每日两次。

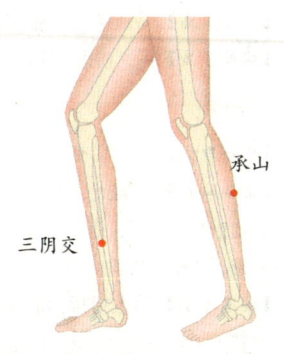

承山

三阴交

▢ 三阴交

【巧妙取穴】 在小腿内侧，内踝尖上 3 寸，胫骨内侧缘后方处。

【主治疾病】 ◎月经不调、崩漏、白带异常、子宫脱垂、闭经、难产、产后血晕、恶露不尽、不孕、遗精、阳痿、阴茎痛、疝气。◎小便不利、遗尿、水肿。◎失眠。◎脚气病。◎消化不良、胃炎、胃溃疡、肠鸣腹痛、肠炎、泄泻、便秘。◎眩晕、膝关节炎、下肢痿痹、下肢肿痛。

【按摩手法】 用双手拇指指腹按压此穴位，注意按压时用力要稍重，每次 5 分钟，每日两次。

▢ 足三里

【巧妙取穴】 在小腿前外侧，膝眼穴下 3 寸，距胫骨前缘一横指处。

【主治疾病】 ◎咳嗽、气喘。◎胃痛、消化不良、呕吐、呃逆、腹胀、腹痛、肠鸣、腹泻、痢疾、便秘。◎心悸。◎水肿。◎高血压。◎乳腺炎。◎膝关节痛、下肢痿痹。

【按摩手法】 用双手拇指指腹垂直按压此穴，每次 5 分钟，每日两次。

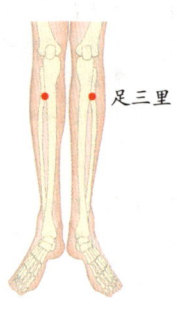
足三里

▢ 巨阙

【巧妙取穴】 在上腹部，身体前正中线上，脐上 6 寸处。

【主治疾病】 ◎胃痛、吞酸、呕吐、便秘。◎胸痛、心悸。◎癫痫、狂症。

【按摩手法】 用大拇指指腹按揉并做环状运动，按揉力度要适中，每次 5 分钟。

▢ 中脘

【巧妙取穴】 在上腹部，身体前正中线上，脐上 4 寸处。

【主治疾病】 ◎胃炎、胃溃疡、胃下垂、胃痉挛、呕吐、吞酸、消化不良、食物中毒、腹胀、泄泻、便秘、黄疸。◎癫痫。◎失眠。◎咳嗽痰多。◎荨麻疹。◎子宫脱垂。

【按摩手法】 用大拇指指腹按揉并做环状运动，按揉力度要适中，每次 5 分钟。

▢ 天枢

【巧妙取穴】在腹中部,脐旁2寸处。

【主治疾病】◎消化不良、腹胀、肠鸣、绕脐腹痛、便秘、泄泻、痢疾。◎月经不调、痛经。◎阑尾炎。◎中暑。◎感冒。

【按摩手法】用双手中指指腹按压,按压时用力要稍轻,方向由内向外,每次3分钟,每日两次。

▢ 神阙

【巧妙取穴】在腹中部,脐中央处。

【主治疾病】◎腹痛、腹泻、便秘、脱肛、痢疾。◎水肿、产后尿不尽。

【按摩手法】将双手搓热,一只手掌盖住肚脐,另一只手在其上进行按摩,两手可以交换进行,每次2分钟,每日两次。

▢ 大巨

【巧妙取穴】在下腹部,身体前正中线旁开2寸,脐下2寸处。

【主治疾病】◎慢性肠炎、便秘。◎小腹胀满、小便不利、肾炎、膀胱炎。◎不孕、月经不调、疝气、遗精、早泄。◎高血压、糖尿病。

【按摩手法】用双手中指指腹按揉并做环状运动,每次3分钟,每日两次。

▢ 关元

【巧妙取穴】在下腹部,身体前正中线上,脐下3寸处。

【主治疾病】◎月经不调、痛经、闭经、崩漏、白带异常、盆腔炎、不孕、阳痿、遗精、疝气。◎肠炎、肠粘连、尿道炎、小儿遗尿、小儿单纯性消化不良。◎眩晕、脑中风、神经衰弱。◎便秘。

【按摩手法】用大拇指指腹按揉并做环状运动,按揉用力要稍重,每次3分钟。

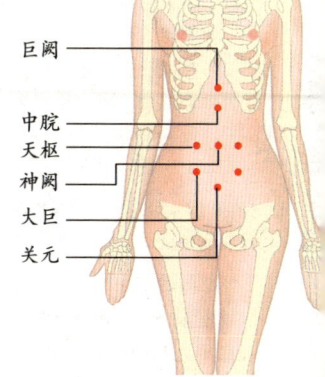

巨阙
中脘
天枢
神阙
大巨
关元

按摩步骤

1. 双手五指并拢按揉天枢、关元、巨阙、大巨等穴，各1分钟（图①）。
2. 右手在下，左手叠于其上，按于脐部，稍用力沿顺时针揉动30次。然后逐渐扩大范围，按摩全腹50次，再由上而下推左腹30次。
3. 用掌心按揉神阙50次，直至患者腹部肠鸣、产生排气感和便意。
4. 用拇指按压承山1分钟，再捏拿承山周围腓肠肌30次。口臭者揉按足三里1分钟，腹冷痛者揉按三阴交1分钟（图②）。
5. 用手指弹拨腹下硬块50次，可加快大肠蠕动。
6. 四指并拢握住患者双腿内侧，用拇指指腹按揉三阴交；用手掌按揉患者大肠俞50次，以局部产生酸胀感为宜（图③、图④）。
7. 用手指按揉脾俞、胃俞、肝俞、肾俞各50次，直至患者有局部温热感（图⑤）。
8. 在患者腰骶部做上下快速摩擦，以患者自觉骶部和小腹部有温热感为宜。
9. 右手中指按于中脘，其余四指贴附于腹部，然后沿顺时针揉动30次。
10. 大便未出时，两手重叠在神阙（即肚脐）周围，沿顺时针、逆时针各按摩15次，然后轻拍肚子15次。
11. 大便将出不出时，用右手食指压迫会阴（二阴之间中点），可助大便缓缓排出，心情要放松，千万不可急躁。

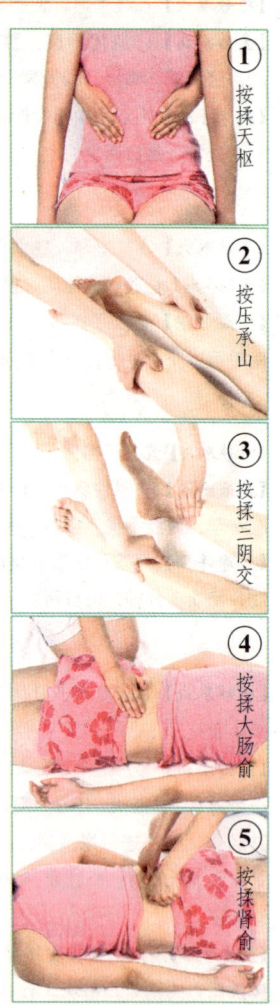

① 按揉天枢
② 按压承山
③ 按揉三阴交
④ 按揉大肠俞
⑤ 按揉肾俞

手部按摩疗法

特效穴位

□商阳

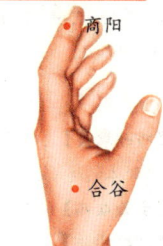

【巧妙取穴】在手的食指末节桡侧,距指甲角0.1寸。

【主治疾病】◎晕厥、中风昏迷、热病。◎齿痛、咽喉肿痛、耳聋。◎手指麻木等。◎便秘。

【按摩手法】拇指指甲掐法或用牙签等点压刺激穴位。

□合谷

【巧妙取穴】位于手背第一掌骨、第二掌骨之间,第二掌骨桡侧中点处。拇食指并拢,在肌肉的最高处取穴。

【主治疾病】◎牙痛、头痛、咽喉肿痛、目赤肿痛、腹部疼痛、胃痛。◎高血压、眩晕。◎鼻出血、耳鸣耳聋。◎便秘、痢疾。◎月经不调、痛经、闭经、滞产、乳少。◎皮肤瘙痒、荨麻疹等。

【按摩手法】以拇指指腹按压。

□内关

【巧妙取穴】在前臂掌侧中央,腕横纹上两寸,两肌腱之间。

【主治疾病】◎一切心胸胃病,如心痛、心悸、心律不齐、胸闷、胃痛、呕吐等疾病。◎便秘。

【按摩手法】指腹按揉、拿捏或用尖状物点按此穴位。

□大肠点

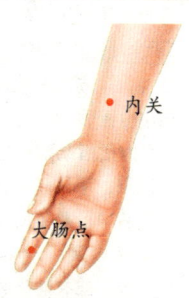

【巧妙取穴】手掌面,食指远端、指关节横纹中点。

【主治疾病】便秘等大肠疾病。

【按摩手法】用指尖按压此穴或拇食指夹持捻揉,至穴位变红变热。

□脾反射区

【巧妙取穴】在左手的掌侧第四、第五掌骨之间。

77

【主治疾病】贫血、肌肉酸痛、消化不良、食欲不振、便秘等。

【按摩手法】在反射区的敏感点适度用力按压20～40次。

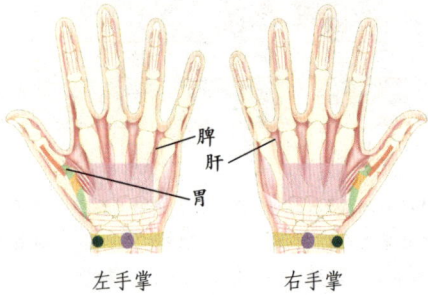

脾
肝
胃

左手掌　　　右手掌

胃反射区

【巧妙取穴】在双手第一掌骨体的远端。

【主治疾病】◎胃下垂、消化不良、便秘。◎糖尿病、胆囊炎等。

【按摩手法】向手腕方向推按20～30次，每日数次。

肝反射区

【巧妙取穴】右手掌侧及背侧，第四、第五掌骨体中点之间。

【主治疾病】◎肝区不适。◎腹胀、腹痛。◎高血脂、眩晕。

【按摩手法】每次拿捏30次。

按摩步骤

1.点按或按揉胃反射区3～5分钟，手法由轻到重，逐渐用力，至局部出现酸、胀、痛的感觉为度，按摩速度以每分钟50～100次为宜。

2.用拇指指端按揉肝、脾反射区3～5分钟，以局部有酸痛感为宜，力度宜适中（图①）。

3.用拇指指端掐揉或牙签后端，点按大肠点，手法稍重，持续3～5分钟，力度适中，避免损伤皮肤（图②）。

4.点按内关、合谷、商阳穴各1分钟，以局部有酸胀感为宜。

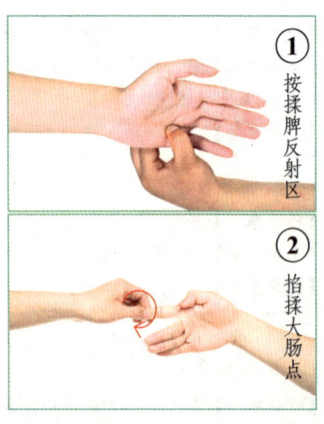

① 按揉脾反射区

② 掐揉大肠点

足部按摩疗法

特效穴位

▢ 腰椎

【巧妙取穴】双足弓内侧缘，楔骨至舟骨下方。

【主治疾病】◎腰肌损伤、腰三横突综合征、腰椎间盘突出症、腰椎后关节紊乱症等。◎便秘。

【按摩手法】用拇指指腹由前向后推压3～5次。

▢ 胸椎

【巧妙取穴】双足弓内侧，沿跖骨至楔骨关节处。

【主治疾病】◎胸椎骨折、胸椎后关节紊乱症等。◎便秘。

【按摩手法】用拇指指腹由前向后推压3～5次。

▢ 颈椎

【巧妙取穴】双足拇趾近侧节内侧处。

【主治疾病】◎颈项疼痛、颈椎骨质增生、颈椎错缝等。◎便秘。

【按摩手法】用拇指指腹由前向后推压3～5次。

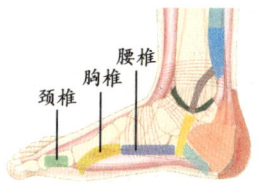

▢ 脾

【巧妙取穴】位于左足底心脏反射区的后方约一横指处。

【主治疾病】◎食欲不振、消化不良、腹泻、便秘。◎贫血。◎增强机体免疫功能。

【按摩手法】用单食指扣拳法，由前向后压刮3～5次。

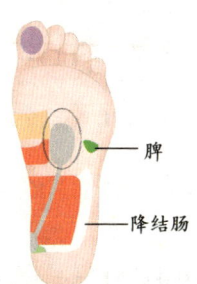

▢ 降结肠

【巧妙取穴】位于左足掌中部，沿骰骨外缘下行至跟骨外侧前缘，与足外侧线平行成竖条状。

【主治疾病】消化系统病症，如腹痛、腹泻、胃肠胀气、急慢性肠炎、便秘等。
【按摩手法】用单食指扣拳或拇指指腹压刮3～5次。

☐ 心

【巧妙取穴】位于左足底第四跖骨与第五跖骨间，在肺反射区后方。
【主治疾病】◎心律不齐、心肌炎、冠心病、高血脂、心力衰竭和休克等。◎便秘。
【按摩手法】对于虚弱的人用单食指扣拳法，由足跟向趾方向压刮；对于比较强壮的人由趾端向足跟方向压刮，反复3～5次。

☐ 胆

【巧妙取穴】位于右足足底第三跖骨与第四跖骨间，在肝脏反射区内。
【主治疾病】急慢性胆囊炎、胆石症、消化不良、便秘、胆道蛔虫症等。
【按摩手法】用单食指扣拳定点深压3～5次。

☐ 升结肠

【巧妙取穴】位于右足足底小肠反射区外侧的带状区域。
【主治疾病】便秘、腹泻、腹痛、腹胀及结肠炎等。
【按摩手法】用单食指扣拳或拇指指腹由后向前推按3～5次。

☐ 回盲瓣

【巧妙取穴】位于右足足底跟骨前端靠近外侧，在盲肠反射区前方。
【主治疾病】◎消化系统吸收障碍性疾病。◎便秘。
【按摩手法】用单食指扣拳定点按压3～5次。

☐ 盲肠与阑尾

【巧妙取穴】位于右足足底跟骨前缘靠近外侧，与小肠及升结肠反射区相邻。
【主治疾病】◎下腹部胀气、疼痛、阑尾炎、盲肠炎、便秘。◎可用于缓解手术后遗症等。
【按摩手法】用单食指扣拳定点按压3～5次。

☐ 大脑

【巧妙取穴】位于双足拇趾趾腹处。右半部大脑反射区在左脚上，左半部大脑反射区在右脚上。

【主治疾病】◎脑血管病变、脑震荡、头昏、头痛、失眠、瘫痪。◎高血压、视力减退等。◎便秘。

【按摩手法】用单食指扣拳法由足拇趾趾端向足跟反方向扣压3~5次。

☐ 小脑、脑干

【巧妙取穴】位于双足拇趾根部外侧靠近第二趾骨处。左半球小脑及脑干反射区位于右脚上，右半球小脑及脑干反射区位于左脚上。

【主治疾病】◎脑震荡、失眠、头痛、头晕。◎高血压。◎肌肉痉挛。◎便秘等。

【按摩手法】用拇指指端或单食指扣拳定点按压，再由前向后推压3~5次。

☐ 十二指肠

【巧妙取穴】位于双足足底第一楔状骨与第一跖骨关节的前方，胰反射区后方。

【主治疾病】十二指肠溃疡、消化不良、腹部饱胀、呕吐酸水、便秘等。

【按摩手法】用单食指扣拳定点按压，或由前向后推按3~5次。

☐ 横结肠

【巧妙取穴】位于双足足掌中线上，横贯脚掌成一横带状。

【主治疾病】腹痛、腹泻、腹胀、便秘、肠炎等。

【按摩手法】用单食指扣拳或拇指指腹压刮3~5次。

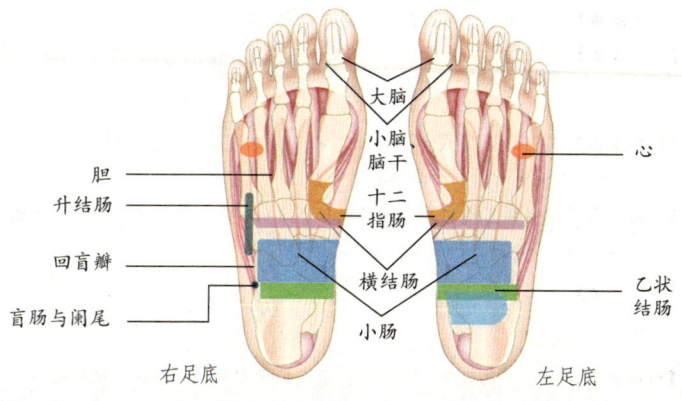

□乙状结肠

【巧妙取穴】位于左足底跟骨前缘，成带状区域。

【主治疾病】直肠炎、乙状结肠炎、便秘、腹泻、肠息肉、直肠癌等。

【按摩手法】用单食指扣拳或拇指指腹压3~5次。

□小肠

【巧妙取穴】位于双脚掌足弓向上隆起所形成的凹陷处，被升结肠、横结肠、降结肠、乙状结肠及直肠反射区所包围。

【主治疾病】胃肠胀气、腹痛腹泻、消化不良、便秘等。

【按摩手法】用多指扣拳法，由前向后压刮3~5次。

□胃

【巧妙取穴】位于双足底第一跖趾关节后方约一横指处。

【主治疾病】胃脘痛、胃酸过多、胃溃疡、消化不良、胃下垂，各种急慢性胃肠炎等。

【按摩手法】用单食指扣拳定点按压或由前向后推按3~5次。

□肾上腺

【巧妙取穴】位于双足底第二、第三跖骨与趾骨关节所形成的"人"字形交叉靠近外侧处。

【主治疾病】◎心律不齐、昏厥、心悸、心慌、哮喘、关节炎等。◎便秘。

【按摩手法】用拇指指尖或单食指扣拳法，向足跟方向按压3~5次。

□肾

【巧妙取穴】位于双足底中央第二、第三跖骨与趾骨关节所形成的"人"字形交叉后方中央凹陷处，即涌泉穴位置。

【主治疾病】◎肾盂肾炎、肾小球肾炎、肾结石、肾功能不全、水肿、尿毒症。◎风湿热、关节炎。◎高血压。◎便秘。

【按摩手法】用单食指扣拳定点按压3~5次。

□腹腔神经丛

【巧妙取穴】位于双足底中心，第三、第四趾骨中部，分布在肾脏反射区和胃反射区附近。

【主治疾病】胃肠神经官能症、腹泻、便秘、胃痉挛、呃逆、反酸等。

【按摩手法】单食指扣拳法左弧形刮压3~5次。

胰

【巧妙取穴】位于双足足底，与胃反射区交叉。

【主治疾病】糖尿病、皮肤瘙痒、胰腺炎、胰腺囊肿、高血脂、便秘等。

【按摩手法】用单食指扣拳定点按压或由前向后推按3~5次。

输尿管

【巧妙取穴】位于双足足底肾反射区至膀胱反射区之间，呈一斜线状区域。

【主治疾病】◎输尿管结石、输尿管炎、输尿管狭窄、排尿困难。◎关节炎、痛风。◎高血压。◎便秘。

【按摩手法】用单食指扣拳从肾脏反射区推按至膀胱反射区3~5次。

肝

【巧妙取穴】位于右足足掌第四跖骨与第五跖骨间，在肺反射区的后方。

【主治疾病】急慢性肝炎、肝大、肝功能不良、胸肋胀满、厌油食欲缺乏、便秘等。

【按摩手法】用单食指扣拳由后向前压刮3~5次。

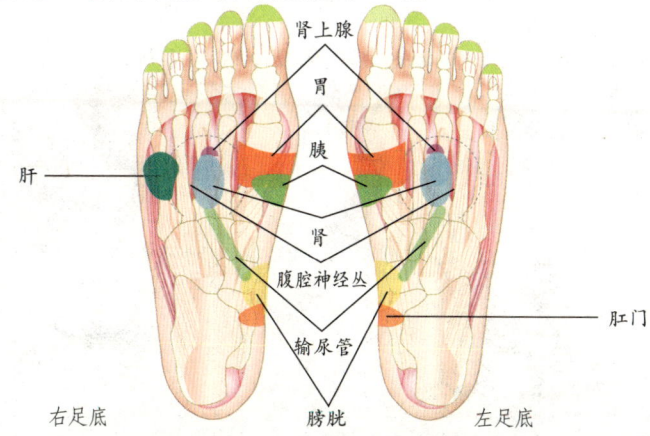

□ 膀胱

【巧妙取穴】位于双足足底内侧舟状骨下方，拇展肌内侧。

【主治疾病】◎肾结石、膀胱结石、输尿管结石、膀胱炎、水肿、尿道炎。◎动脉硬化、高血压。◎便秘。

【按摩手法】用单食指扣拳定点按压，并由前向后推按3~5次。

□ 肛门

【巧妙取穴】位于左足底跟骨前缘直肠反射区内侧端。

【主治疾病】便秘、痔疮、瘘管、直肠静脉曲张、肛裂、大便失禁等。

【按摩手法】用单食指扣拳定点按压3~5次。

按摩步骤

1.单食指扣拳法推压脚部的腹腔神经丛、肾、肾上腺、大脑、胃、十二指肠、小肠、输尿管、膀胱、肝、胆等反射区各50次（图①、图②、图③）。

2.单食指扣拳法按揉脾、肛门等反射区各50次。

3.食指指关节点按大脑、小脑、脑干、心等反射区各1分钟，力度稍重，以患者有酸痛感为宜。

4.食指指关节压刮胰、盲肠与阑尾、回盲瓣反射区各2分钟，以患者有酸痛感为宜（图④）。

5.以梳子背推升结肠、横结肠、降结肠、乙状结肠、肛门反射区各2分钟（图⑤）。

6.拇指指腹压推颈椎、胸椎、腰椎反射区各2分钟。

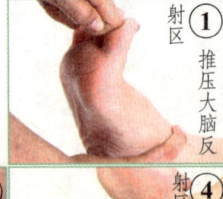

① 推压大脑反射区

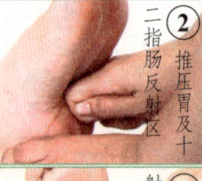

② 推压胃及十二指肠反射区

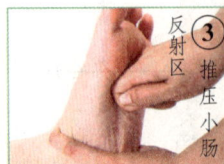

③ 推压小肠反射区

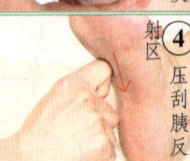

④ 压刮胰反射区

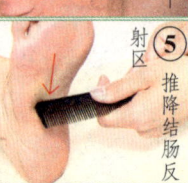

⑤ 推降结肠反射区

头面部按摩疗法

特效穴位

□率谷
【巧妙取穴】耳尖直上,入发际1.5寸处。
【主治疾病】◎偏头痛、眩晕、急性腰扭伤、烦躁、失眠等。◎便秘。
【按摩手法】用拇指指端按揉。

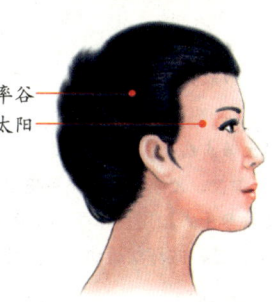

□太阳
【巧妙取穴】在头侧部,当眉梢与外眼角之间,向后约一横指的凹陷处。
【主治疾病】◎头痛、目疾、鼻炎、口眼歪斜等疾病。◎便秘。
【按摩手法】用手指沿顺时针或逆时针方向按揉,力度逐渐加强,以患者舒适为度。

□神庭
【巧妙取穴】在头部,当前发际正中直上0.5寸处。
【主治疾病】◎头痛、失眠、头晕、目眩。◎鼻炎、迎风流泪、目赤肿痛、白内障、夜盲。◎记忆力减退、精神分裂症、角弓反张。◎便秘。
【按摩手法】拇指按揉,力度可适当加重,以患者舒适为度。

□印堂
【巧妙取穴】在额部,两眉头之间。
【主治疾病】◎各种头痛、眩晕、失眠、鼻塞、眉棱骨痛、目痛等疾病。◎便秘。
【按摩手法】用两手手指指腹端按压此穴,做环状运动。

□丝竹空
【巧妙取穴】在面部,眉梢处的凹陷处。
【主治疾病】◎目赤肿痛、目眩、头痛、癫狂症、口眼歪斜、牙痛。◎便秘。
【按摩手法】用两手手指指腹端按压此穴,做环状运动。

| 85 |

睛明

【巧妙取穴】在面部，内眼角上0.1寸处。

【主治疾病】视力模糊、迎风流泪、夜盲等多种眼部疾病及胃肠功能不适。

【按摩手法】用拇指端按揉此穴，可以缓解眼睛疲劳。

四白

【巧妙取穴】在面部，瞳孔正下方，眼眶下孔凹陷处。

【主治疾病】消除眼睛疲劳，增加肌肤弹性，还能增强消化系统功能。

【按摩手法】用两手手指指腹端按压此穴位，做环状运动。时间宜短。

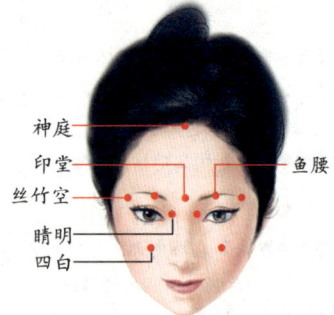

神庭
印堂
丝竹空
睛明
四白
鱼腰

鱼腰

【巧妙取穴】在额部、眼睛正上方，眉毛中。

【主治疾病】眼睑跳动、眉棱骨痛、三叉神经痛等，改善胃肠功能不适。

【按摩手法】用手指指腹按揉此穴，做环状运动。

按摩步骤

1. 拇指指腹自印堂推至神庭，反复操作2~3分钟。
2. 食指或拇指点揉睛明、鱼腰、丝竹空、四白各穴，共3分钟（图①）。
3. 用双手拇指螺纹面紧贴在两眉头处，同时向两侧分抹至太阳穴处，逐渐向上至前发际处，反复操作2~3分钟。
4. 由前向后用5指拿头顶，至后枕部改为3指拿法，3~5次。
5. 用双手食指、中指、无名指、小指指端分别放在两侧耳尖直上两横指处的率谷穴，前后来回推按，约2分钟，最后轻叩头部（图②）。

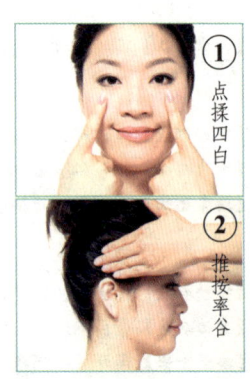

① 点揉四白
② 推按率谷

耳部按摩疗法

特效穴位

☐ 大肠
【巧妙取穴】耳轮脚上方内1/3处。
【主治疾病】腹泻、便秘、痤疮、咳嗽。

☐ 小肠
【巧妙取穴】耳轮脚上方中1/3处。
【主治疾病】心律不齐、咽痛、腹痛、腹泻、便秘。

☐ 十二指肠
【巧妙取穴】耳轮脚上方外1/3处。
【主治疾病】十二指肠溃疡、胆囊炎、胆石症、上腹痛、便秘。

☐ 胃
【巧妙取穴】在耳轮脚消失处。
【主治疾病】消化不良、牙痛、胃痛、便秘、失眠。

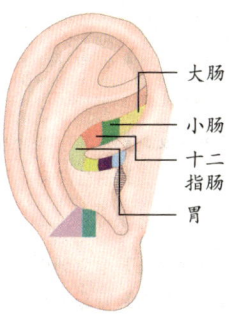

— 大肠
— 小肠
— 十二指肠
— 胃

国医小课堂

耳穴按摩法

耳部按摩常用的方法有两种：自身耳郭按摩法和耳郭穴位按摩法。

自身耳郭按摩法包括全耳按摩、手摩耳轮和提捏耳垂。全耳按摩是用两手掌心依次按耳郭腹背两侧至耳郭充血发热；手摩耳轮是两手握空拳，以拇食二指沿着外耳轮上下来回按摩至耳轮充血发热；提捏耳垂是指用两手由轻到重提捏耳垂3~5分钟。以上方法可用于多种疾病的辅助治疗和养生保健。

耳郭穴位按摩法是医生用压力棒点压或揉按耳穴，也可将拇指对准耳穴，食指对准与耳穴相对应的耳背侧，拇食两指同时掐按。此法可用于耳针疗法的各种适应证。

□脾

【巧妙取穴】在耳甲腔的后上部。

【主治疾病】眩晕、纳呆、便秘、腹泻。

□肾

【巧妙取穴】在对耳轮下脚下方后部，小肠穴直上方。

【主治疾病】耳鸣、腰痛、便秘、遗尿、遗精。

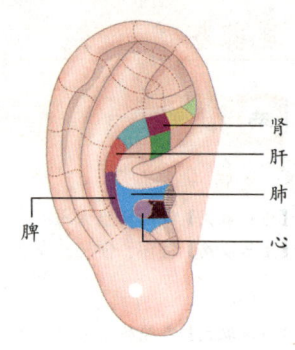

□肝

【巧妙取穴】在耳甲艇的后下部。

【主治疾病】肝郁胁痛、高血压、青光眼、经前综合征、更年期综合征、便秘。

□肺

【巧妙取穴】心穴的上、下、外三面。

【主治疾病】呼吸系统疾病、皮肤病、单纯性肥胖、便秘。

□心

【巧妙取穴】在耳甲腔正中凹陷处。

【主治疾病】心血管系统疾病、声嘶、癔症、无脉症、便秘。

按摩步骤

1.取肺、大肠、胃、脾、小肠、十二指肠、肝、心、肾等反射区及穴位。

2.先用常规方法对耳部进行消毒，从上述反射区中选3～4个，用0.5厘米×0.5厘米的小块胶布中间粘1粒王不留行籽或莱菔子，将其对准穴位贴压，两耳交替进行。

3.在贴压处进行按压，每天每个反射区按压5～8次，可留置两日，到下次治疗时，更换莱菔子或王不留行籽，再选其他反射区治疗。

4.按揉大肠、胃、脾、小肠等反射区，以局部有酸胀感为宜（右图）。

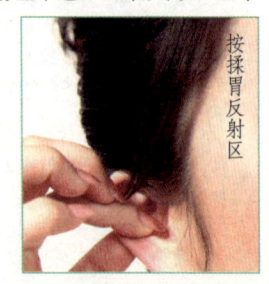

按揉胃反射区

第二节　刮痧疗法

  特效穴位

□气海
【巧妙取穴】在下腹部，身体前正中线上，脐下1.5寸处。
【主治疾病】◎痛经、白带异常。◎腹痛、泄泻、便秘。
【按摩手法】用大拇指指腹按揉并做环状运动，力度要适中，每次5分钟。

□中极
【巧妙取穴】在下腹部，身体前正中线上，脐下4寸处。
【主治疾病】◎月经不调、痛经、白带异常、崩漏、子宫脱垂、子宫内膜炎、睾丸神经痛、遗精、阳痿、疝气。◎排尿困难、遗尿、尿频。◎便秘。
【按摩手法】用大拇指指腹按揉并做环状运动，每次2分钟，每日两次。

□肺俞
【巧妙取穴】在背部，第三胸椎棘突下，旁开1.5寸处。
【主治疾病】◎咳嗽、气喘、肺炎、肺结核、咳血、盗汗、鼻塞。◎便秘。
【按摩手法】用拇指指腹按揉并做环状运动，每次3分钟，每日两次。

□膏肓
【巧妙取穴】在背部，第四胸椎棘突下，旁开3寸处。
【主治疾病】◎咳嗽、气喘、支气管炎、阴虚盗汗。◎遗精。◎便秘。
【按摩手法】用拇指指腹按揉并做环状运动，每次3分钟，每日两次。

□神堂
【巧妙取穴】在背部，第五胸椎棘突下，旁开3寸处。
【主治疾病】◎心脏病、胸闷、背痛。◎咳嗽。◎神经衰弱。◎便秘。
【按摩手法】用拇指指腹按揉并做环状运动，每次3分钟，每日两次。按揉此穴时要注意力度，因为该穴位距离心脏较近，用力过大会加重心脏负担。

上巨虚

【巧妙取穴】在小腿前外侧，膝眼穴下6寸，距胫骨前缘一横指处。

【主治疾病】◎消化不良、泄泻、便秘。◎下肢痿软、下肢肿痛。

【按摩手法】用双手拇指指腹垂直按压此穴，注意按压时用力要稍重，每次5分钟，每日两次。

注：脾俞见72页，胃俞见72页，肾俞见73页，大肠俞见73页，三阴交见74页，足三里见74页，关元见75页。

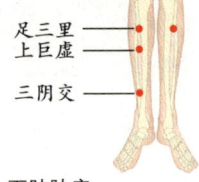

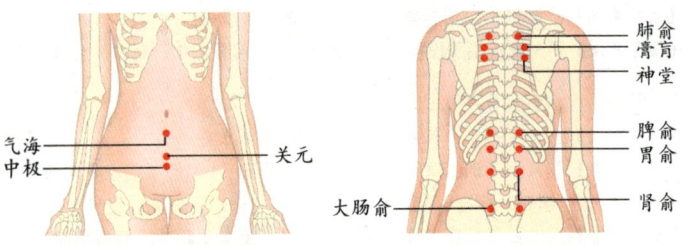

操作手法

1.施术者用热毛巾清洁受术者局部皮肤，均匀涂抹刮痧介质（如刮痧油等），用刮痧板摩擦刮拭穴位的皮肤，以局部皮肤有热感为度。

2.受术者取仰卧位，施术者直线刮拭其脐下气海、关元、中极等穴位，刮15～20次。

3.受术者取坐位，施术者直线刮拭其三阴交和足三里。每穴15～20次（图①）。

4.受术者俯卧，施术者由上向下刮拭受术者的脾俞、肾俞、大肠俞等穴位，刮15～20次。

5.患者取站位或坐位，操作者自上而下刮膏肓、神堂等穴（图②）。

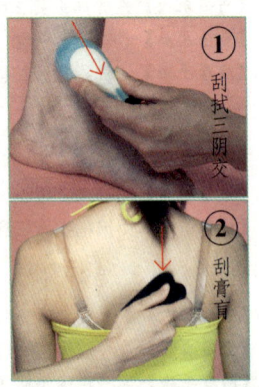

第三节 拔罐疗法

特效穴位

□ 支沟

【巧妙取穴】在前臂背侧，阳池与肘尖的连线上，腕背横纹上3寸，尺骨与桡骨之间。

【主治疾病】◎发热、耳鸣、耳聋。◎小便困难。◎习惯性便秘。◎肋间神经痛、手臂酸痛、落枕。◎产后血晕。

【按摩手法】用拇指指腹按压此穴位，注意按压时用力要稍重，每次5分钟，每日两次。

注：脾俞见72页，胃俞见72页，大肠俞见73页，肾俞见73页，足三里见74页，天枢见75页，神阙见75页，大巨见75页，气海见89页，上巨虚见90页。

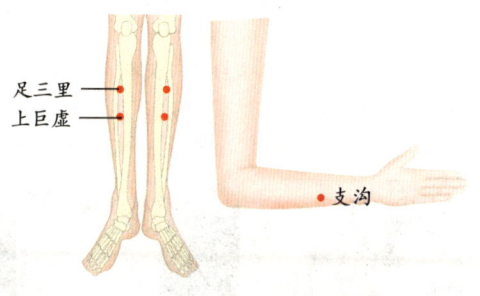

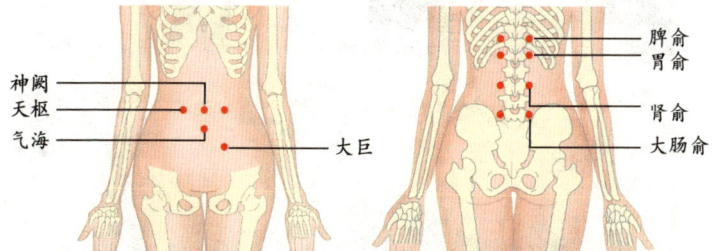

操作手法

1.受术者取坐位,取支沟、上巨虚、足三里,选择与穴位局部大小相应的火罐或吸气罐,留罐10～15分钟或15～20次(图①)。

2.受术者取仰卧位,选择相应大小的火罐,用投火法将罐吸定于下脘、天枢、气海等穴位上,留罐10～15分钟(图②)。

3.受术者取俯卧位,施术者在受术者相应部位涂抹润滑油,用闪火法使罐吸定于背部肺俞,双手协调在肺俞至脾俞之间施走罐法,以局部出现淤血色为度(图③)。

4.患者取合适体位,用闪火法(闪火法是指将酒精棒蘸取95%的酒精后点燃,迅速将带有火焰一头往罐底一闪,使罐内产生负压,马上撤出,并且迅速将火罐扣在应拔的部位上,使罐吸住)将罐吸拔在神阙穴对应的部位,留罐10～15分钟,每日1次(图④)。

5.患者取仰卧位,宽衣露肤。常规消毒穴位皮肤后,先用毫针针刺足三里、脾俞、大肠俞等穴位,待得气后留针,用闪火法将罐吸拔在针刺部位,留罐10～15分钟,每日1次。

6.患者取仰卧位,先用艾条熏灸天枢、足三里、神阙、脾俞、胃俞、肾俞、大肠俞、气海、大巨、支沟等穴20～30分钟,然后用闪火法将罐吸拔在熏灸的穴位上,留罐10～20分钟,每日1次(图⑤、图⑥)。

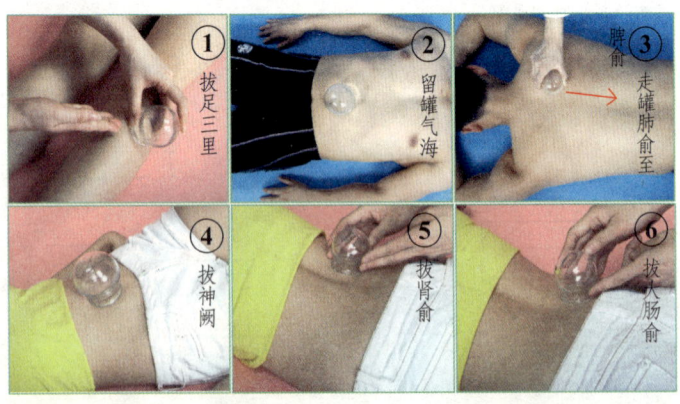